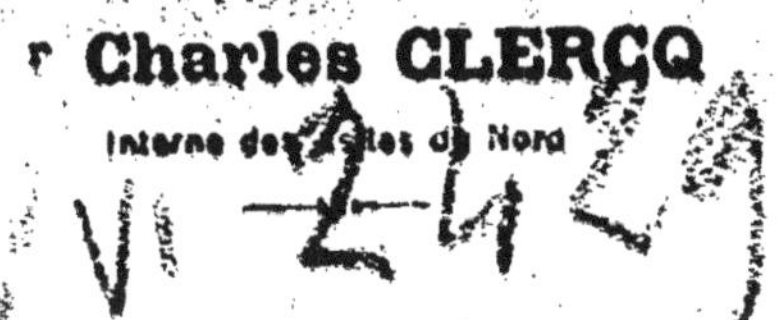

TUBERCULINOTHÉRAPIE

Recherches sur les variations humorales sous l'influence du traitement par diverses tuberculines

LILLE
LE BIGOT FRÈRES, Imprimeurs-Éditeurs
25, Rue Nicolas-Leblanc, 25
1912

Dr Charles CLERCQ

Interne des Asiles du Nord

TUBERCULINOTHÉRAPIE

Recherches sur les variations humorales sous l'influence du traitement par diverses tuberculines

LILLE

LE BIGOT FRÈRES, Imprimeurs-Éditeurs

25, Rue Nicolas-Leblanc, 25

1912

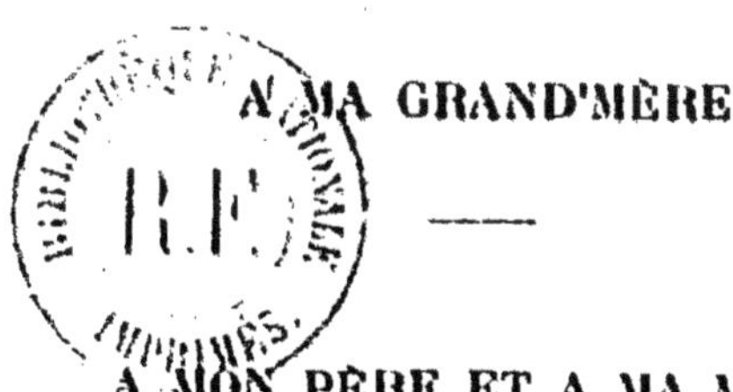

A MA GRAND'MÈRE

A MON PÈRE ET A MA MÈRE

Faible témoignage de ma profonde reconnaissance et de mon affection.

A MON FRÈRE ET A MA BELLE-SŒUR

A MON COUSIN

LE DOCTEUR VUILLEMOT

Médecin-Major de 2me classe, à Meknès (Maroc)

AUX MIENS

A MES AMIS

A Monsieur le Docteur CALMETTE

Professeur d'Hygiène et de Bactériologie
Directeur de l'Institut Pasteur de Lille
Commandeur de la Légion d'honneur

A Mon Président de Thèse
Monsieur le Docteur COMBEMALE

Doyen de la Faculté de Médecine et de Pharmacie de Lille
Professeur de Clinique Médicale
Médecin en Chef de l'Hôpital de la Charité
Chevalier de la Légion d'honneur

A Monsieur le Professeur Agrégé BRETON

A TOUS MES MAITRES DES HOPITAUX
ET DE LA FACULTÉ DE MÉDECINE
DE LILLE

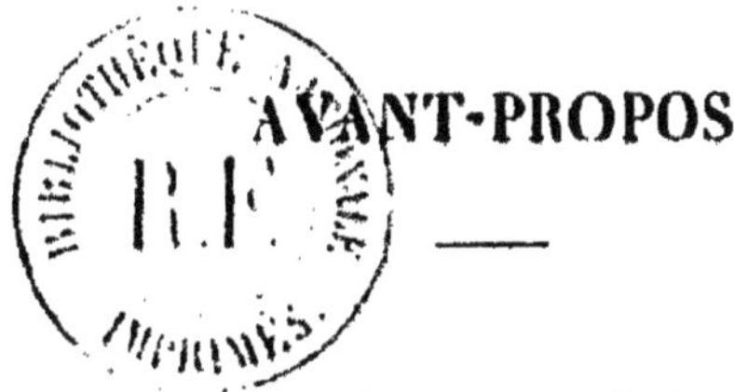

AVANT-PROPOS

C'est sur les conseils et sous la haute direction de Monsieur le Professeur CALMETTE que nous avons entrepris nos recherches en tuberculinothérapie; il a bien voulu en outre nous faire le très grand honneur de présider notre thèse, nous lui exprimons ici toute notre reconnaissance, et le prions d'accepter l'hommage de ce travail, quelqu'indigne qu'il soit de son haut patronage.

Nous sommes également très heureux de pouvoir exprimer notre profonde gratitude à Monsieur le Professeur COMBEMALE, notre premier Maître, pour la particulière bienveillance qu'il nous a toujours témoignée. C'est grâce à son enseignement à la fois scientifique et pratique que nous avons pu connaître et aimer les malades; c'est à lui que nous sommes redevable en grande partie de notre éducation médicale clinique.

Nos recherches de laboratoire ont été exécutées sous le contrôle de Monsieur MASSOL, chef de laboratoire à l'Institut Pasteur de Lille; il nous a toujours réservé le plus charmant accueil; il a bien voulu nous éclairer de ses conseils et de son expérience; nous ne pourrons jamais le remercier assez vivement pour toutes les recherches qu'il a pratiquées afin de mener à bien ce travail; qu'il soit assuré de notre plus profonde reconnaissance.

Arrivé au terme de notre vie d'étudiant, nous sommes heureux de l'occasion qui nous est offerte de pouvoir présenter l'hommage de notre reconnaissance à tous nos Maîtres des Hôpitaux et de la Faculté de Lille qui ont contribué à notre instruction médicale; nous nous honorons d'avoir pu suivre les cliniques ou les cours de Messieurs les Professeurs Lemoine, Dubar, Lambret, Potel, Breton, Minet; nous nous efforcerons de mettre en pratique l'enseignement et les conseils de tels Maîtres.

Monsieur le Professeur Agrégé Raviart, dont les cours et les cliniques nous initièrent à cette science si complexe qu'est la médecine mentale, a droit à toute notre reconnaissance : c'est dans son service que nous avons fait plusieurs de nos recherches, il nous a toujours reçu avec une extrême amabilité, nous le remercions de l'attention toute particulière qu'il a bien voulu nous porter.

C'est avec le plus grand plaisir que nous associons à nos remerciements Monsieur le Docteur Briche, Médecin en Chef de la Maison de Santé de Bailleul, pour l'amitié et la confiance qu'il n'a cessé de nous témoigner pendant l'année d'Internat passée dans son service. Le temps ni l'éloignement n'effaceront jamais de notre mémoire l'excellent souvenir que nous emporterons de lui.

Monsieur le Docteur MÉZIE, Médecin-Adjoint de l'asile de Bailleul, dans le service duquel nous avons exécuté la plupart de nos travaux, fut pour nous un ami précieux; l'intérêt qu'il prêta à notre travail nous fut d'un grand encouragement. Nous avons souvent mis à contribution son expérience et sa grande obligeance; qu'il nous permette, dût sa modestie en souffrir, de lui témoigner publiquement toute notre reconnaissance; nous conserverons toujours un excellent souvenir des deux années passées en sa compagnie.

Monsieur le Docteur MAUPATÉ, Médecin-Chef de l'Asile de Bailleul, a également droit à notre reconnaissance : c'est lui qui, le premier, nous a guidé et appris à connaître les malades au point de vue mental; merci pour l'estime qu'il nous a témoignée pendant l'année d'Internat que nous fîmes dans son service.

Que Monsieur le Docteur DAMAYE, Médecin-Adjoint de l'Asile de Bailleul, soit également assuré de notre meilleur souvenir.

Enfin nous n'oublierons jamais nos excellents amis : les Docteurs LAROY, LAYDEKER, LHEUREUX, tous nos camarades d'études et nos aimables collègues d'Internat de Bailleul et d'Armentières; nous avons toujours attaché grand prix à leur franche et cordiale amitié.

INTRODUCTION

Les traitements spécifiques de la tuberculose ont pris une importance considérable au cours de ces dernières années, grâce surtout aux travaux et aux expériences multiples qui ont été faites sur l'immunisation. Nous pouvons distinguer dans cette thérapeutique relativement récente deux sortes de traitements : l'un qui confère une immunisation véritablement « active », en employant les divers produits que sécrète le bacille de Koch dans son milieu de culture, et que l'on désigne sous le nom de tuberculines. L'autre traitement s'efforce de produire une immunité « passive » par l'emploi de sérums d'animaux vaccinés. Mais les essais qui ont été faits avec ces sérums dits antituberculeux ont été très irréguliers, nuls ou même parfois contradictoires, en tous cas rarement encourageants. C'est qu'en effet la question des sérums n'est pas encore mise au point, l'on marche un peu dans l'inconnu; les règles thérapeutiques changent avec chaque auteur, avec chaque sérum; d'ailleurs les accidents graves que l'on observe parfois au cours de la sérothérapie antituberculeuse doivent faire redouter son emploi.

Nous pouvons donc dire à l'heure actuelle que la véritable et la seule thérapeutique spécifique contre la tuberculose est celle par la tuberculine; les résultats excellents qui ont été obtenus, les progrès considérables réalisés en phtisiothérapie depuis quelques années, grâce à elle, l'ont fait accepter sinon adopter par la grande majorité des cliniciens qui l'ont pratiquée.

Aussi, nous conformant aux règles bien établies tant pour le choix des malades que pour l'application du traitement, nous entourant de toutes les précautions nécessaires, nous astreignant avant tout à une extrême prudence, nous avons entrepris de soumettre un certain nombre de tuberculeux à une cure par diverses tuberculines. Nous avons noté attentivement les réactions locales et générales ainsi que les modifications cliniques que subissait l'organisme sous l'influence de ce traitement. Ce sont ces résultats que nous nous proposons d'exposer dans la première partie de notre travail, en y indiquant la technique que nous avons adoptée.

Nous avons ensuite comparé les résultats cliniques obtenus avec chaque tuberculine, et les mettant en parallèle avec ceux obtenus au laboratoire par l'étude du sérum de chaque individu avant et après le traitement, nous avons voulu en déduire la valeur thérapeutique de chacune des tuberculines dont nous nous sommes servi.

Nous avons enfin cherché si la meilleure tuberculine n'était pas celle dont la fonction toxique pour le sujet tuberculeux est la plus réduite et dont la fonction antigène est au contraire la plus accusée : il nous a suffi pour cela de déterminer la toxicité de chacune de nos tuberculines et de titrer dans chaque période de la maladie les anticorps formés par l'organisme des tuberculeux sous l'influence du traitement.

Première Partie

Tuberculinothérapie

CHAPITRE PREMIER

HISTORIQUE

C'est en 1890, au Congrès de Berlin, que Robert Koch annonça dans une remarquable communication, qu'il avait trouvé un procédé pour combattre la tuberculose chez les animaux et peut être chez l'homme. Il montra qu'en injectant une substance que l'on appela plus tard la lymphe de Koch, il déterminait des phénomènes locaux suivis de réactions dans les parties où siègent les bacilles. Ce fut alors un enthousiasme débordant que nous pourrions comparer à celui qui accueillit la découverte du 606. L'on vit accourir de toutes parts à Berlin, malades et médecins. Sur les conseils de Koch, on injectait aux malades 2, 3 et même 4 milligrammes de ce produit dont l'auteur seul connaissait la composition. Mais l'on oublia que les animaux qui avaient servi de champ d'expérience et principalement le cobaye sont moins sensibles à l'action de la tuberculine que l'homme; aussi de véritables désastres suivirent ces premières injections et la fameuse lymphe qui devait donner ultérieurement naissance à tant de travaux, d'imitations et de perfectionnements fut considérée comme dangereuse; elle tomba dans le discrédit universel et l'abandon absolu. Il faut ajouter d'ailleurs que les malades qui essayèrent en foule au début le nouveau remède étaient pour la plupart des tuberculeux avancés, alors que Koch avait spécifié que seuls en pouvaient bénéficier les tuberculeux au début.

Reprenant alors ses travaux, Koch ne tarda pas à trouver la cause de ces accidents; il travailla au perfectionnement de sa méthode, et, en 1897, il fit connaître sa nouvelle tuberculine que l'on désigne actuellement sous le nom de T. R. Les meilleurs résultats obtenus avec celle-ci firent naître un mouvement thérapeutique presque universel. C'est surtout à la persévérance des élèves de Koch et en particulier Götsch, Spengler, Pétrusky et Moëller qu'est dû le relèvement de la méthode.

En 1901, Götsch démontra la possibilité du traitement complet sans réaction. A la même époque, Pétrusky instituait son traitement par étapes.

Peu à peu l'on comprenait la dangereuse hypersensibilité des tuberculeux vis-à-vis de la tuberculine. Lövenstein fit alors paraître une étude d'une très haute importance sur ce sujet. Denys donna une sorte de manuel de la méthode; Béraneck, par son enseignement et sa pratique, contribua beaucoup à son développement; enfin Sahli a, peut-on dire, vulgarisé la tuberculinothérapie en abaissant les dangers par une nouvelle méthode excessivement prudente.

Malgré ce courant d'opinion tout à fait favorable à la méthode, en France on resta quelque temps encore en dehors de ce mouvement thérapeutique; il fallait vaincre la crainte des uns, l'indifférence des autres et surtout l'hostilité franche de certains. Ce fut M. Guinard, le premier partisan français, qui communiqua les résultats des essais faits en France en 1905: « la tuberculine est le meilleur et le plus sûr des adjuvants dans le traitement de la tuberculose. » Au Congrès International de Washington, la tuberculinothérapie fut l'objet d'un grand nombre de communications, ce fut la question universellement à l'ordre du jour; enfin 1909 fut véritablement, l'année de la tuberculine, mais c'est surtout à M. Küss que l'on doit une étude approfondie de la question. Dans un rapport fait à la Société d'études scientifiques de la tuberculose en 1909, puis dans une série d'études parues dans le *Bulletin Médical*, il a cherché à préciser les conditions d'application de la méthode nouvelle et surtout la qualité et la quantité de réaction à atteindre par la tuberculine.

Les tuberculines. — Décrire tous les produits d'éphémère durée que la tuberculinothérapie a fait naître serait fastidieux et inutile. Nous nous bornerons à indiquer les plus couramment employés.

La tuberculine ancienne de Koch T. A. K.

La nouvelle tuberculine de Koch T. R.

La tuberculine de Maragliano.

La tuberculine de Denys, de Louvain.

La tuberculine de Béraneck.

Les tuberculines de Spengler.

La tuberculine de Jacobs.

Les tuberculines de Baudran, de Maréchal.

Les auto-tuberculines de Rothschild.

Les tuberculines précipitées de Koch.

La tuberculine C. L. de l'Institut Pasteur de Lille.

La tuberculine de l'Institut Pasteur de Paris qui est préparée sous le nom de « Solution mère pour l'usage médical. »

Préparation. — A) *La tuberculine brute primitive de* Koch s'obtient en cultivant des bacilles de Koch d'origine bovine ou humaine sur bouillon de veau ordinaire, légèrement alcalin, contenant 1 % de peptone et 5 % de glycérine. L'on met cette culture à l'étuve à 38°. Avant de pratiquer l'extraction, on doit attendre que les cultures soient complètement mûres, c'est-à-dire qu'elles aient au moins six à huit semaines de développement. On stérilise alors à l'autoclave à 110° pendant vingt minutes, puis on les réduit au bain-marie, dans un vase approprié au dixième de leur volume primitif. On élimine enfin complètement tous les bacilles en filtrant sur papier épais ou sur bougie de Berkefeld.

L'on obtient ainsi un liquide épais, sirupeux, brun, dégageant une odeur caractéristique de pomme de reinette; sa conservation est assurée pour longtemps par les 40 à 50 % de glycérine qu'elle renferme.

B) *Nouvelle tuberculine T. R.* — Cette tuberculine est obtenue en broyant des bacilles tuberculeux, desséchés dans le vide. On émulsionne ensuite dans l'eau distillée, puis on centrifuge. La partie supérieure liquide est opalescente; elle renferme une partie des endotoxines bacillaires. C'est ce que Koch a appelé tuberculine T. O. Après décantation, on trouve au fond du tube un résidu boueux que l'on dessèche, que l'on broie finement. Cette poudre reprise par l'eau est centrifugée et rebroyée de nouveau; on recommence cette opération jusqu'à ce que l'on ne puisse plus trouver de bacilles intacts après la centrifugation. Ce sont ces divers résidus de trituration qui, additionnés de glycérine à 20 %, forment la tuberculine T. R.

C) *Tuberculine de* Béraneck. — La culture se fait dans un liquide résultant de la macération à froid de viande de veau auquel on ajoute un peu de chlorure de sodium et de glycérine. Lorsque la culture est mûre, on filtre sur bougie et l'on concentre dans le vide. L'on obtient ainsi ce que Béraneck a appelé la toxine-bouillon ou toxine extra-cellulaire, c'est-à-dire ne renfermant aucun bacille.

Les bacilles qui ont été séparés sont mis pendant deux heures à 60° dans une solution d'acide orthophosphorique à 1 % que l'on neutralise ensuite avec de la soude. L'on obtient ainsi la toxine endo-bacillaire. On mélange ces deux toxines endo et exo-bacillaires et on fait une dilution à 1 p. 20.

D) *Tuberculine de* DENYS, *de Louvain.* L'on fait également une culture de bacille de KOCH en bouillon glycériné; on laisse se développer pendant plusieurs mois cette culture; puis l'on filtre sur bougie de porcelaine, sans évaporation, sans concentration ni chauffage.

E) *Tuberculine aqueuse de* MARAGLIANO. — MARAGLIANO filtre une culture de tuberculose poussée en bouillon peptonisé et glycériné. Mélangeant ensuite les bacilles à une quantité d'eau distillée égale au volume de la culture passée au filtre, il met au bain-marie à 100° pendant quarante-cinq heures, et il ramène au même volume au fur et à mesure de l'évaporation. Enfin l'on réduit au 1/10 du volume primitif et l'on filtre.

F) *Tuberculines précipitées.* — Les tuberculines précipitées en vue d'obtenir un produit pur et de composition fixe sont obtenues par précipitation fractionnée de la tuberculine par l'alcool à 60°. Le précipité est desséché et finement pulvérisé. L'on peut redissoudre très facilement cette poudre dans l'eau glycérinée à 50 %.

M. CALMETTE a obtenu une tuberculine précipitée dix fois plus active que la tuberculine précipitée de KOCH. Elle est préparée en concentrant dans le vide à basse température, les cultures de bacilles tuberculeux en bouillon glycériné, et en soumettant le liquide évaporé à trois précipitations et redissolutions successives par un mélange à parties égales d'alcool à 95° et d'éther.

L'Institut PASTEUR de Paris prépare, sous le nom de solution mère pour l'usage médical, une tuberculine traitée par l'alcool, le précipité est dissous dans l'eau glycérinée à 30 %. Cette tuberculine est délivrée en ampoule de 1 centimètre cube et correspond à 1 centigramme de tuberculine précipitée.

Action des tuberculines : effets physiologiques. — Chez l'animal sain comme chez l'homme sain, la tuberculine ne produit à petites doses que des effets minimes ou nuls. Le cobaye notamment supporte des doses énormes de tuberculine : 2 grammes et plus sous la peau sans présenter de troubles sérieux. Lorsque toutefois l'on atteint chez un animal ou chez un homme exempt de toute infection tuberculeuse une dose assez élevée, l'on observe des troubles d'intoxication plus ou moins sérieux. Cependant l'expérience prouve que les nourrissons supportent des doses de tuberculine qui seraient toxiques pour un adulte, l'explication de ce fait est fournie par la présence chez la plupart des individus reconnus sains, de petits foyers latents, que la clinique est incapable de déceler, mais qui donnent à l'organisme cette hypersensibilité à la tuberculine.

Si l'on injecte au contraire à un tuberculeux une dose minime de tuberculine, l'on observe des réactions qui varient suivant la période et l'évolution de la maladie. Nous distinguerons une réaction locale, des réactions générales, une réaction sur le foyer tuberculeux.

1° Réaction locale. — Il se produit souvent au point d'inoculation une réaction locale qui varie suivant la susceptibilité de l'individu : elle consiste en une légère rougeur du diamètre d'une pièce de 2 à 5 francs en moyenne; l'on observe en même temps un peu de douleur, la peau est chaude, lisse, tendue, érythémateuse parfois. L'on constate une induration plus ou moins étendue. Si la réaction est forte, on observe alors un gros empâtement pseudo-phlegmoneux, pouvant atteindre les dimensions d'une paume de main. La douleur est très vive, la température subit en même temps une brusque élévation. En général, ces grosses réactions locales ne s'observent guère que chez des sujets se défendant bien, à une période peu avancée de leur maladie, ils présentent alors une hypersensibilité à la tuberculine. Aussi est-il bon, avant de commencer tout traitement, de se rendre compte de cette sensibilité individuelle soit par la cuti-réaction soit par l'intradermo-réaction, car ces deux procédés qui utilisent comme moyen de diagnostic la réaction locale que donne le tuberculeux à une dose minime titrée de tuberculine nous mettront en garde contre ces accidents locaux. M. le professeur Arloing (*Progrès Médical*, 11 mai 1912), dans un récent article, déclare que « malgré la grande habitude qu'il a de la pratique de la tuberculinothérapie, il n'a jamais observé de façon très nette ce phénomène (réaction locale) en prenant minutieusement les précautions d'asepsie opératoire ». Cependant nous devons déclarer que nous avons observé chez tous nos malades une réaction locale plus ou moins forte, surtout marquée au début du traitement et chez les tuberculeux en premièı période, malgré toutes les précautions d'asepsie les plus minutieuses. Et d'ailleurs ceci n'a rien qui puisse nous surprendre, puisqu'à notre avis elle n'est autre chose qu'une intradermo-réaction. Il est bien difficile, en effet, d'introduire de la tuberculine dans le tissu cellulaire sous-cutané sans que le derme n'en reçoive au moins une goutte soit en introduisant soit en retirant l'aiguille.

Par conséquent un premier effet de l'injection de tuberculine est de produire une réaction locale; celle-ci doit toujours être très faible, on arrivera à ce résultat en commençant par une dose minime et en suivant une progression réglée par les autres réactions que nous allons étudier.

2° Réactions générales. — Au premier rang citons la température. L'on voit celle-ci monter parfois d'un degré, plus souvent de 1 à 2/10 de degré lorsqu'on s'en tient aux conseils de Sahli. Cette légère poussée thermique, nettement imputable à l'action de la tuberculine s'observe de trois à dix heures après l'injection, c'est là un minime accident que l'on rencontre chez presque tous les malades et qui disparaît en général au bout de vingt-quatre heures; il traduit la sensibilité à la tuberculine. Cette température doit être prise avec le plus grand soin, il est nécessaire de tracer une courbe pendant quelques jours avant l'injection, l'individu étant complètement apyrétique on le soumet au traitement, on lui fait garder un repos relatif et l'on prend trois fois par jour sa température; il est indispensable de faire l'injection le matin afin de suivre dans la journée toutes les réactions. Toute poussée thermique dépassant un degré, se maintenant plus de vingt-quatre heures, doit être considérée comme un accident sérieux, il sera de toute nécessité de revenir à la dose inférieure et de s'y maintenir tant que celle-ci fera subir à la courbe thermique une élévation si légère soit elle. L'on voit par là le rôle énorme que joue la température et les indications précieuses qu'elle rend dans la cure tuberculinique.

Le pouls réagit rarement, cependant l'on peut observer une légère accélération, une tendance aux palpitations, un état d'éréthisme circulatoire.

Les troubles digestifs se rencontrent assez fréquemment, surtout au début du traitement. Il semble que sous l'influence des premières injections l'état général soit moins bon, et celui qui ne serait pas averti de ces petits troubles presque constants se découragerait bien vite : l'on observe en effet de la perte d'appétit, parfois même du dégoût pour les aliments, rarement des nausées ou des vomissements. A la quatrième ou cinquième injection, l'appétit renaît à la grande satisfaction du malade. Lorsque les troubles que nous venons de signaler sont plus marqués ou arrivent brusquement au cours du traitement, il faut les considérer comme de réels accidents, au même titre qu'une forte poussée thermique; souvent il faut en chercher la cause dans un manque d'observation, soit que l'on soit passé trop rapidement à la dose supérieure sans tenir compte d'une légère élévation de température ayant suivi l'injection précédente, soit que l'on ait trop rapproché deux injections. Ce sont précisément ces légers troubles qu'il faut éviter si l'on veut ne pas rebuter son malade. Il est indispensable d'observer minutieusement les plus petits symptômes et ne jamais passer à une dose immédiatement supérieure si l'attention a été attirée par un trouble quelconque, si léger soit-il. Il est bien évident, par ce simple aperçu, et si l'on ajoute la longue durée du traitement, qu'il est difficile de le faire entrer à l'heure actuelle dans la pratique courante; ceux qui l'ont pratiqué sans s'entourer de toutes les précautions exigées n'ont eu que des déboires, des insuccès ou des accidents.

3° Réactions de foyer. — Ces réactions sont beaucoup plus rares, elles seront presque toujours évitées si l'on suit la technique minutieuse et prudente du professeur Sahli, de Berne. Elles consistent, d'une part, dans une aggravation des signes fonctionnels : augmentation de la toux, oppression, dyspnée, et, d'autre part, dans l'apparition d'autres signes physiques surajoutés : submatité, un peu de souffle, augmentation des vibrations, apparition de râles plus ou moins fins, à timbre plus ou moins sec, augmentation de l'expectoration.

En ce qui concerne les réactions de foyer, provoquées par l'influence de la tuberculine, des opinions diamétralement opposées se sont fait jour. Denys et Sahli affirment qu'elles sont inutiles et dangereuses. D'autres auteurs déclarent qu'elles sont plutôt favorables : Koch, Pétruski, Spengler prétendent que des réactions modérées, mais néanmoins nettement caractérisées sont utiles. Fiessinger a même déclaré qu'elles étaient nécessaires et préparaient la guérison : « le foyer tuberculeux se comporte après l'injection, comme s'il était sensibilisé et subissait un processus d'anaphylaxie locale. Il subit une poussée congestive, laquelle amène dans le foyer une abondance de polynucléaires. Ceux-ci apportent au foyer tuberculeux leur ferment protéolytique, lequel joue un rôle considérable dans la défense antibacillaire. En outre, la congestion met en jeu les défenses conjonctives et pose les assises d'un processus cicatriciel. »

Turban et Küss affirment que des réactions même très minimes sont inévitables, car il n'est pas de malade soumis à la tuberculine chez qui on ne puisse à un certain moment, au cours du traitement, découvrir quelques signes d'auscultation indiquant une hyperhémie locale. Les réactions de foyer intenses doivent être considérées comme de réels accidents; il faut injecter une dose de tuberculine suffisante pour produire une réaction légère dans le foyer, c'est-à-dire pour avoir un effet utile, mais ne jamais la dépasser tant que dure la réaction.

Nous voyons qu'ici également il faut être extrêmement prudent et observateur. Dans les quelques jours qui suivront l'injection, l'on doit ausculter minutieusement son malade, être tenu en éveil dès que l'on observe un début de réaction de foyer, c'est qu'alors l'on est arrivé à la dose utile qu'il est indispensable de ne pas dépasser.

La tuberculinothérapie ainsi réglée a donné des résultats cliniques indiscutables, elle ne compte plus ses succès et s'affirme comme un traitement spécifique de première valeur. Il faut en résumé que les poisons bacillaires inoculés n'arrivent pas à provoquer des effets toxiques, mais soient administrés seulement à dose thérapeutique; il faut en outre que l'organisme du malade soit suffisamment vigoureux pour réagir aux incitations thérapeutiques; c'est là une question de prudence et de sens clinique qui est la base même et tout le secret de la tuberculinothérapie. En se conformant à ces règles essentielles, M. le professeur RÉNON a pu déclarer dans une communication à la Société d'études scientifiques sur la tuberculose pulmonaire : « De toutes les nombreuses médications que j'ai utilisées chez nos malades de l'hôpital, dans des conditions d'hygiène des plus défavorables, le traitement par la tuberculine est le seul qui m'ait donné un résultat aussi satisfaisant ». Et M. Küss pouvait conclure dans ses essais thérapeutiques : « Un médecin ayant l'expérience des tuberculeux, connaissant bien les idées fondamentales directrices de la tuberculinothérapie, disposant du temps suffisant pour observer attentivement ses malades, peut employer la tuberculine avec sécurité et confiance chez les tuberculeux pulmonaires bien choisis; le traitement leur sera souvent utile, en aucun cas nuisible ».

Maintenant que nous avons exposé les effets physiologiques de la tuberculine, nous pouvons en formuler les indications et contre-indications qui se déduisent de ce qui précède.

Indications. — 1° Dans toutes les tuberculoses pulmonaires chroniques non fébriles, torpides, stationnaires.

2° Chez les tuberculeux au début, pour qui on peut espérer obtenir, sans éloignement du milieu familial, une évolution curatrive. Sablé insiste surtout sur le bénéfice que peuvent retirer de la cure des tuberculeux au début.

3° Pour activer les effets d'une cure hygiéno-diététique, chez des sujets ne progressant plus sous sa seule influence.

4° Chez des sujets guéris en apparence, mais dont l'état général reste précaire.

5° Dans certaines tuberculoses locales.

Contre-indications. — Il faut rejeter formellement la tuberculine :

1° Dans toutes les tuberculoses aiguës, subaiguës, présentant des poussées évolutives.

2° Chez les congestifs, hémoptoïques, fébriles, c'est-à-dire chez ceux dont la température ne descend jamais au-dessous de 37°5 environ. Certains phtisiologues emploient la tuberculine pour faire baisser la température des tuberculeux, mais leur technique spéciale en empêche l'emploi dans la pratique courante.

3° Chez les cardiaques, chez ceux qui ont une tare rénale ou hépatique.

4° Dans les tuberculoses étendues avec mauvais état général.

5° Tuberculoses accompagnées de symptômes d'intoxication profonde.

6° Tuberculoses à localisations viscérales multiples.

Technique de l'injection. — Pour pratiquer l'injection de tuberculine, il faut employer une seringue de 1 centimètre cube, facilement stérilisable, graduée par dixièmes de centimètres cubes. Les seringues en cristal sont particulièrement pratiques. On peut stériliser par l'ébullition. Mais si l'on ne veut pas avoir à faire bouillir chaque fois la seringue, on peut la conserver dans un liquide antiseptique : l'eau phéniquée et l'alcool ont des inconvénients, surtout ce dernier qui précipite la tuberculine; aussi, M. Küss conseille-t-il l'emploi d'une solution de phénate de soude boriqué dont la formule est la suivante :

Phénol cristallisé officinal.........	25 gr.
Borate de soude	15 gr.
Eau distillée q.s.p................	1.000 cc.

Les aiguilles sont maintenues constamment dans la solution; avant de les employer, on fait passer dans chacune d'elles de l'eau bouillie qui lave à la fois la seringue et l'aiguille.

L'injection doit être sous-cutanée et non pas intradermique, ni intra-musculaire, car l'injection intradermique donnerait lieu à une réaction locale (intradermo-réaction de MANTOUX).

La région de choix est le flanc où la peau est souple et mobile, on peut également faire son injection dans le dos, au-dessous de la région de l'omoplate. La peau est passée à la teinture d'iode à l'endroit de l'injection.

Quand les piqûres sont terminées, on lave les aiguilles avec un peu de la solution de phénate de soude; on les replace sur leur support, puis on aspire un peu de solution antiseptique de manière à les remplir complètement; cela vaut beaucoup mieux que de les munir d'un fil qui empêche la désinfection.

Progression des doses. — Il faudrait bien se garder de donner comme loi de laquelle on ne pourrait s'écarter une progression déterminée. C'est précisément là le point le plus délicat et qui nécessite le plus d'expérience. La prudence et l'observation attentive doivent être les seuls guides du spécialiste. Un principe que l'on ne doit jamais perdre de vue a été donné par

M. le professeur SAHLI : « Il faut débuter par une dose tellement faible de tuberculine qu'elle soit sûrement incapable de provoquer chez un tuberculeux la moindre réaction. » Cette dose varie naturellement avec la susceptibilité spéciale à chaque individu et selon la tuberculine employée.

Supposons par exemple que l'on emploie la tuberculine solide purfiée de l'Institut PASTEUR, de Paris. On se servira de deux solutions mères, l'une à 1 p. 50 et l'autre à 1 p. 500. La solution à injecter sera préparée le jour même ou la veille et non immédiatement avant l'injection, car on s'exposerait à ce que le mélange ne soit pas complètement effectué. On fera ces solutions en diluant les solutions mères dans du sérum artificiel, selon certaines proportions, de façon à ce que la plus faible renferme la dose par laquelle on désire commencer : soit 1/10.000, soit 1/5.000. On prépare ensuite des solutions de plus en plus concentrées suivant une progression lente, on peut ainsi préparer le nombre de solutions que l'on désire jusqu'à 10 milligrammes de tuberculine par centimètre cube. Or, puisque l'on peut injecter le dixième ou le vingtième d'un centimètre cube, on voit que l'on peut observer dans sa progression une prudence extrême et éviter toute réaction.

La conduite du traitement est en réalité assez simple. L'on commence à injecter par exemple un demi-centimètre cube de la solution au 1/10.000. L'on prend la température trois heures, six heures, neuf heures, douze heures après l'injection, on cherche s'il n'y a aucune réaction; lorsque rien n'a attiré l'attention, on pratique une nouvelle injection trois jours après de 1 centimètre cube de la même solution à 1/10.000, même conduite. Si au cours des trois ou quatre premières injections l'individu ne réagit pas, c'est-à-dire chez les malades supportant bien la tuberculine, on peut augmenter les doses assez rapidement et arriver à la dose optima, c'est-à-dire à la première qui donne une réaction très faible, soit générale, soit de foyer. On se maintient alors à cette dose que l'on renouvelle tous les huit jours environ; lorsque toute réaction a disparu, on augmente encore progressivement les doses, toujours avec la même prudence, et l'on arrive ainsi à de fortes doses (10 milligrammes de tuberculine solide précipitée tous les quinze jours). C'est là ce que l'on peut appeler la cure idéale.

Chez les malades qui sont très sensibles à la tuberculine, il ne faut pas se décourager, car ceux-là peuvent néanmoins retirer grand profit de la cure. Il suffit d'aller doucement, s'il y a légère réaction, augmenter très lentement; s'il y a réaction moyenne, maintenir la même dose; s'il y a forte réaction, interrompre et reprendre quelque temps après avec une faible dose, mais que l'on se souvienne toujours que cette forte réaction, cet accident, pour ainsi dire, est dû la plupart du temps à une faute de méthode ou d'observation.

Si enfin certains tuberculeux donnent de moyennes ou de fortes réactions, même avec des doses minimes, il pourra être avantageux de changer de tuberculine; l'on a remarqué, en effet, que certains malades étaient particulièrement sensibles à une tuberculine et ne donnaient aucune réaction avec une autre. C'est encore là une des nombreuses inconnues dans le mode d'action de la tuberculine.

Mode d'action de la tuberculine. — L'on est encore très peu renseigné sur le mode d'action de la tuberculine; d'innombrables hypothèses ont été émises dans ce but, mais il a été impossible jusqu'alors d'expliquer les réactions intimes du tuberculeux vis-à-vis de la tuberculine, nous ignorons ce qui se passe dans l'intimité des tissus malades ou des humeurs du sujet tuberculeux.

Nous empruntons au rapport de M. Calmette (Congrès de Rome, 1912) ce passage qui jette un jour nouveau et pose de nouveaux problèmes sur ce sujet qui a déjà suscité un nombre immense de travaux. « Wassermann et Bruck admettent que l'organisme du tuberculeux produit une sensibilisatrice (antituberculine) identique, d'après Maurice Nicolle, à la lysine qui se retrouve dans la circulation, et qui serait surtout abondante au niveau des granulomes. L'union de la tuberculine avec cette sensibilisatrice déterminerait les réactions générales fébriles, les réactions locales, et par une sorte de phénomène de digestion, le ramollissement des lésions.

« Cette hypothèse est séduisante. Nous l'acceptons provisoirement, car elle est la seule qui réponde aux faits observés, sous cette réserve qu'on n'a pas le droit de considérer l'antituberculine comme une antitoxine tuberculinique, c'est-à-dire comme une substance neutralisant la tuberculine. Cette antituberculine de WASSERMANN et BRUCK, plus habituellement dénommée anticorps, peut être décelée par la réaction de BORDET-GENGOU (réaction de déviation du complément) dans le sérum des sujets tuberculeux; on peut même, avec assez de précision, déterminer sa plus ou moins grande abondance, grâce à son aptitude à fixer *in vitro* une quantité plus ou moins grande d'alexine, en présence de tuberculine ou de bacilles tuberculeux jouant alors le rôle d'antigènes.

« Mais la mise en présence de l'a tigène (tuberculine) et de l'anticorps (sensibilisatrice) ne réalise ici en aucune manière la neutralisation des effets toxiques de la tuberculine vis-à-vis de l'organisme tuberculeux. Il ne s'agit donc pas d'une réaction comparable à celle qui résulte du mélange d'une toxine diphtérique ou tétanique par exemple, ou du venin de serpents, avec les antitoxines correspondantes. La tuberculine mélangée à un excès d'antituberculine reste nocive. Elle garde son aptitude à provoquer, dans l'organisme des sujets tuberculeux, les effets d'intoxication générale et les réactions de foyers desquelles résultent la digestion et le ramollissement des granulomes. On comprend dès lors que, chez les sujets tuberculeux, l'évolution des lésions se poursuive, bien que leur sérum renferme parfois en grande abondance des lysines au sens de Maurice NICOLLE, de l'antituberculine au sens de Wassermann et Bruck, c'est-à-dire des « anticorps » et que ceux-ci ne jouent point un rôle décisif dans la défense contre la tuberculose. Ils apparaissent simplement comme les témoins de la réaction cellulaire contre la tuberculine sécrétée par les bacilles dans les tissus parasités, ou contre la tuberculine introduite artificiellement de l'exterieur; et ils disparaissent lorsque la tuberculine introduite ou sécrétée se trouve en excès, comme c'est le cas chez les animaux tuberculeux entraînés à recevoir des doses progressivement croissantes de tuberculine, ou chez les malades soumis au traitement tuberculinique intensif, ou chez ceux atteints de formes aiguës ou de tuberculose avancée.

« Est-ce à dire que ces sensibilisatrices ou anticorps, auxquels cliniciens et expérimentateurs ont attaché jusqu'ici tant d'importance, ne remplissent aucune fonction réellement utile, et qu'on ne doive point chercher, soit à en provoquer l'apparition, soit à en accroître la quantité dans les humeurs des tuberculeux.

» S'il en était ainsi, les injections de tuberculine ne devraient exercer aucune action favorable, et nous savons, au contraire, qu'à certaines périodes de leur maladie, les tuberculeux en tirent un bénéfice réel. C'est donc que ces anticorps, lorsqu'on en sollicite la formation par l'introduction répétée de très petites doses de tuberculine dans l'organisme des malades, finissant par être en excès et restant en grande partie disponibles dans la circulation sanguine, s'emparent de la tuberculine sécrétée dans les granulomes et l'éloignent de ces derniers, au lieu de la laisser s'accumuler exclusivement autour d'eux. La maturation des tubercules se trouve alors ralentie, et par là même l'évolution de la maladie est retardée.

» C'est bien ainsi, semble-t-il, qu'il faut comprendre les effets thérapeutiques de la tuberculine, et cette interprétation explique ce fait que les tuberculeux avancés, chez lesquels les anticorps sont parfois très abondants, deviennent très tolérants à l'égard de la tuberculine, tandis que les tuberculeux au début, dans le sérum desquels la présence des anticorps est à peine décelable, réagissent violemment, sous l'influence des injections de tuberculine, à la fois par une élévation de température et par la production de quantités plus grandes de lysine ou d'anticorps ».

CHAPITRE II

EXPOSÉ
DU TRAITEMENT DE QUATRE TUBERCULINES

Après ce rapide exposé de la tuberculinothérapie, nous allons indiquer la technique que nous avons suivie chez les malades que nous avons soumis à la tuberculine, ainsi que les résultats ou modifications cliniques observés sous l'influence du traitement.

Nous avons employé quatre tuberculines que nous désignerons par les lettres *A*, *B*, *C*, *D*.

La tuberculine *A* n'est autre chose que la tuberculine de Koch préparée sans bacilles. La culture mûre est stérilisée, puis filtrée. Le liquide est alors concentré dans le vide jusqu'au 1/10 de son volume primitif.

La tuberculine *B* est obtenue avec les mêmes cultures. A maturité, la culture tout entière est concentrée dans le vide jusqu'au 1/10 du volume primitif. Ce n'est qu'après cette concentration que l'on stérilise et que l'on filtre.

La tuberculine *C* est un extrait bacillaire aqueux. Pour la préparer, on s'est servi de bacilles bovins et humains que l'Institut Pasteur avait employés pour la préparation de la tuberculine de Koch. Ces bacilles recueillis sur le filtre sont lavés abondamment à l'eau froide. Réunis ensuite dans un ballon avec de l'eau distillée, contenant 6/10.000 de soude, on porte à 100° pendant une heure et on laisse en contact pendant vingt-quatre heures. On filtre. La même opération doit être répétée plusieurs fois, jusqu'à ce que les bacilles d'un litre de culture aient été épuisés par environ six litres d'eau. Tous ces filtrats sont réunis et concentrés dans le vide à 60°. On réduit ainsi à 10 centimètres cubes par litre de culture initiale.

La tuberculine *D* est un extrait bacillaire peptoné. Elle a été obtenue en laissant macérer pendant quarante-huit heures au bain-marie à 65°, dans un litre d'une solution aqueuse de peptone à 10/100, 5 gr. de bacilles humains et bovins secs, provenant également de l'Institut Pasteur où ils auraient servi à préparer la tuberculine de Koch. Cette macération est filtrée et réduite ensuite par évaporation à 100 centimètres cubes.

Nous avons alors choisi trente-cinq tuberculeux répondant bien aux indications de la tuberculinothérapie. Nous les avons répartis en quatre groupes, mettant dans chacun des malades en première, deuxième et troisième période.

Le groupe 1, comprenant neuf malades dont trois en première période, quatre en seconde et deux en troisième, a reçu de la tuberculine *A*.

Le groupe 2 comprenant sept malades, dont deux en première période, trois en seconde et deux en troisième, a reçu de la tuberculine *B*.

Le groupe 3 comprenant neuf malades, dont trois en première période, trois en seconde, trois en troisième, a reçu de la tuberculine *C*.

Le groupe 4 comprenant sept malades, dont deux en première période, quatre en seconde et un en troisième.

A chacun de ces malades, nous avons fait une cuti-réaction pour nous rendre compte surtout de l'hypersensibilité de certains d'entre eux à la tuberculine. Les résultats seront donnés dans l'observation particulière de chaque malade, cependant nous pouvons dire que les réactions ont été d'autant plus intenses que la période de la maladie était moins avancée; certains malades en troisième période n'ont même pas présenté la moindre rougeur.

Chaque malade a été pesé.

La température a été prise pendant deux jours, trois fois par jour, avant de commencer le traitement, de façon à bien nous assurer que tous nos tuberculeux étaient apyrétiques.

Le tableau suivant résume les différentes dilutions de tuberculine injectées :

	1	2	3	4	5	6	7
A	1/10000	1/2000	1/1000	1/200	1/100	1/20	1/10
B	1/10000	1/2000	1/1000	1/200	1/100	1/20	1/10
C	1/1500	1/300	1/150	1/30	1/15	1/3	2/3
D	1/1000	1/200	1/100	1/20	1/10	1/2	N/1

Nous indiquerons plus loin, en parlant de la toxicité de chaque tuberculine, pourquoi nous nous sommes arrêté pour la solution 7 à des dilutions qui peuvent sembler arbitraires, mais qui correspondent exactement à la dose toxique pour le cobaye tuberculeux.

La progression des doses injectées à chaque malade est indiquée dans son observation. Nous nous sommes surtout astreint à une extrême prudence. Nous avons débuté par 1/4 de centimètre cube de la solution 1. Aucune réaction n'a été remarquée avec cette dose minime. Courbe de température pour chaque malade six heures, douze heures, vingt-quatre heures après l'injection. Deuxième injection trois jours après, 1/2 centimètre cube de la solution 1. Quelques légères réactions locales caractérisées par un peu de rougeur, de la grandeur d'une pièce de un franc chez les malades ayant donné une forte cuti-réaction, et surtout chez ceux recevant le *A* et *B*. Pas de température.

Troisième injection trois jours après. 1 centimètre cube de la solution 1. Même remarque que pour l'injection précédente, *C* et *D* ne donnent aucune réaction locale, *A* et *B* en donnent : rougeur et un peu d'empâtement, légère douleur. Aucune élévation thermique.

Un ou deux jours après chaque injection, nous avons ausculté nos malades et n'avons observé aucune réaction locale ni aucune modification appréciable.

Avec chaque solution, nous avons généralement suivi la même progression, c'est-à-dire 1/4, 1/2 et 1 centimètre cube, à intervalles de trois jours. Avec le 2, les réactions locales ont augmenté de fréquence, mais sont restées légères; les quatre tuberculines en ont donné, mais surtout le *A* et *B*; le tracé thermique ne s'est que fort peu modifié : légère poussée thermique de 2 à 5 dixièmes de degré en moyenne, observée six heures après l'injection et disparaissant au bout de dix-huit à vingt-quatre heures. Pas de réactions générales.

C'est à partir de la solution 3 que nous avons dû modifier notre ligne de conduite : en effet, comme nous le verrons dans les observations, les malades recevant le *A* ont accusé de la douleur locale, avec rougeur dont l'étendue varie d'une pièce de deux francs à cinq francs; induration, peau lisse, tendue, chaude. En même temps, la température s'élève de quelques dixièmes de degré à 1 degré. Chez ces malades, nous avons constaté quelques troubles généraux, peu sérieux, il est vrai, mais qui nous ont indiqué une réaction de l'organisme : un peu de céphalée, de l'inappétence, légère courbature. Nous avons alors augmenté l'intervalle entre chaque piqûre et nous avons renouvelé ou diminué la quantité de tuberculine selon l'intensité de ces réactions. La progression de *B*, bien qu'ayant donné moins de troubles, a dû être ralentie pour éviter tout accident capable de nuire aux malades ou d'entraver le traitement. *C* et *D* n'ont donné que très peu de chose localement et aucune réaction générale, nous avons par conséquent suivi notre progression régulière et nous avons pu arriver rapidement aux doses 7. Quant aux deux autres tuberculines, nous nous sommes laissé guider par l'observation attentive de chaque malade, nous n'avons jamais injecté une dose supérieure sans nous être assuré que la dose inférieure ne donnait plus aucune réaction, nous avons pu de cette façon mener à bien notre cure tuberculinique sans jamais être inquiété.

Voici d'ailleurs résumées les observations les plus intéressantes dans chaque série des malades soumis au traitement.

CHAPITRE III

Observation I

D..., 24 ans. Poids : 58 kgrs. Antécédents héréditaires : père mort tuberculeux. Antécédents personnels : abcès froids, adénites sous-maxillaires, cicatrices étendues, a déjà fait plusieurs bronchites (?).

Percussion : submatité, surtout à gauche. Palpation : vibrations exagérées à gauche. Auscultation : inspiration rude à droite, à gauche quelques craquements secs. Amaigrissement assez rapide, sueurs nocturnes abondantes, inappétence.

Cuti-réaction très positive le 15 décembre 1911.

Sang prélevé le 3 novembre 1911. Sérum opalescent.

Reçoit la tuberculine *A* :

1re injection, 1/4 centimètre cube, le 24 janvier 1912, A_1.
2e injection, 1/2 centimètre cube, le 27 janvier 1912, A_1.
3e injection, 1 centimètre cube, le 30 janvier 1912, A_1.
Légère réaction locale.
4e injection, 1/2 centimètre cube, le 3 février 1912, A_2.
5e injection, 1 centimètre cube, le 7 février 1912, A_2.
Réaction locale moyenne.
6e injection, 1/2 centimètre cube, le 11 février 1912, A_3.
Réaction locale faible.

7e injection, 1 centimètre cube, le 16 février 1912, A_3. La température 12 heures après l'injection s'élève à 37°3, alors qu'elle n'était jamais montée à 37° avec les injections précédentes. En même temps quelques troubles généraux : céphalée et courbature.

8e injection, 1/2 centimètre cube, le 23 février, A_3. Rien.

9e injection, 1 centimètre cube, le 28 février, A_3. Rien.

10e injection, 1/4 centimètre cube, le 3 mars, A_4. Rien.

11e injection, 1/2 centimètre cube, le 8 mars, A_4. Rien.

12e injection, 1 centimètre cube, le 12 mars, A_4. Très légère poussée thermique.

13e injection, 1/4 centimètre cube, le 17 mars, A_5. Rien.

14e injection, 1/2 centimètre cube, le 22 mars, A_5. Rien.

15e injection, 1 centimètre cube, le 27 mars, A_5. Légère réaction locale.

16e injection, 1/2 centimètre cube, le 31 mars, A_6. Réaction locale moyenne avec élévation de température 37°5 après douze heures, 37°3 au bout de vingt-quatre heures, réaction de foyer légère : râles sous-crépitants fins au sommet gauche. Nous arrêtons les injections pendant une semaine et nous reprenons la dose inférieure.

17e injection, 1/4 centimètre cube, 8 avril, A_6. Rien.

18e injection, 1/2 centimètre cube, 13 avril, A_6. Rien.

19e injection, 1 centimètre cube, 19 avril, A_6. Rien.

20e injection, 1/4 centimètre cube, 25 avril, A_7. Rien.

21e injection, 1/2 centimètre cube, 4 mai, A_7. Rien.

22e injection, 1 centimètre cube, 13 mai, A_7. Rien.

23e injection, 1 centimètre cube, 25 mai, A_7. La température est de 36°9, 37°1.

Le malade est saigné de nouveau le 28 mai 1912.

Poids : 60 kilos 200. Appétit excellent. Les sueurs ont disparu. L'état général est bon. L'auscultation ne révèle plus qu'une rudesse aux deux sommets, craquements rares à gauche.

Observation II

M..., 30 ans. Poids : 41 kilos; un frère mort tuberculeux. A eu des hémoptysies fréquentes il y a trois ans. Amaigrissement considérable. Toux et expectoration abondante. Inappétence. Déchéance physique. Percussion : tympanisme au sommet gauche. L'auscultation révèle une caverne avec gargouillement.

Cuti-réaction négative le 15 décembre 1911.

Sang prélevé le 3 novembre 1911.

A reçu vingt-cinq injections de tuberculine *A* en cinq mois; n'a présenté que quelques réactions locales faibles, aucun trouble général, pas d'élévation de température, hypothermie habituelle.

La dernière injection a été faite le 23 mai 1912. La température était de 36°5; 36°7. La malade est saignée à nouveau le 28 mai 1912.

L'état général s'est sensiblement amélioré, sans être encore brillant.

Poids 42 kilos 100. L'expectoration est moins abondante, l'appétit bon. Les sueurs restent profuses. Les signes physiques sont les mêmes.

Observation III

D..., 37 ans. Poids 53 kilos. Hémoptysies il y a dix-huit mois. N'est plus réglée depuis un an. Amaigrissement assez rapide. Toux sèche, quinteuse, expectoration muqueuse. Sueurs abondantes.

Percussion : submatité dans les deux fosses sus et sous-épineuses. Palpation : exagération des vibrations. Auscultation : craquements humides des deux côtés. Cuti-réaction positive, mais faiblement le 15 décembre 1911.

Sang prélevé le 2 novembre 1911.

Reçoit la tuberculine A.

1re injection, 1/4 centimètre cube, le 24 janvier 1912, A_1. Faible réaction locale.

2e injection, 1/2 centimètre cube, le 27 janvier 1912, A_1. Réaction locale moyenne.

3e injection, 1 centimètre cube, le 30 janvier 1912, A_1. Réaction locale avec douleur en même temps poussée thermique, 37°6, douze heures après l'injection, 37°4, au bout de vingt-quatre heures.

4e injection, 1/2 centimètre cube, le 6 février 1912, A_1. Rien.

5e injection, 1 centimètre cube, le 11 février 1912, A_1. Rien.

6e injection, 1/4 centimètre cube, le 15 février 1912, A_2. Rien.

7e injection, 1/2 centimètre cube, le 18 février, A_2. Réaction locale; la température s'élève de nouveau; la malade a quelques nausées, une courbature générale. Arrêt de 8 jours.

8e injection, 1/4 centimètre cube, le 26 février, A_2. Rien.

9e injection, 1/2 centimètre cube, le 1er mars, A_2. Rien.

10e injection, 1/4 centimètre cube, le 5 mars, A_3, Rien.

11e injection, 1/2 centimètre cube, le 8 mars, A_3. Rien.

12e injection, 1 centimètre cube, le 12 mars, A_3. Rien.

13e injection, 1/2 centimètre cube, le 16 mars, A_4. Légère élévation de température, 37°2.

14e injection, 1 centimètre cube, le 20 mars, A_4. Température, 37°9, 37°7, avec réaction locale légère, l'auscultation révèle une congestion des deux sommets, surtout à gauche avec sous-crépitants nombreux. Le traitement est suspendu pendant huit jours, tout disparaît rapidement.

15e injection, 1/2 centimètre cube, le 28 mars, A_4. Rien.

16e injection, 1 centimètre cube, le 1er avril, A_4. Rien.

17e injection, 1/4 centimètre cube, le 5 avril, A_5. Grosse réaction locale et température de 38°, 37°9. Céphalée intense, courbature, inappétence nouvelle réaction de foyer. Le traitement est suspendu pendant quinze jours.

18e injection, 1/2 centimètre cube, le 20 avril, A_4. Rien.

19e injection, 1 centimètre cube, le 28 avril, A_4 Rien.

Cette malade est sortie avant qu'on ait pu la peser et la soigner à nouveau. Son observation est intéressante à cause de la susceptibilité, de l'hypersensibilité à la tuberculine; trois fois nous avons dû interrompre le traitement, malgré une progression prudente et très lente.

Observation IV

V..., 23 ans, 42 kilos. Antécédents héréditaires : mère morte tuberculeuse. Pas d'antécédents personnels. A l'auscultation, on trouve à droite une expiration prolongée et une inspiration rude. A gauche, obscurité, vibrations exagérées bronchophonie. Amaigrissement. Sueurs.

Cuti-réaction positive le 15 décembre 1911.

Sang prélevé le 8 novembre 1911.

Cette malade a reçu vingt-deux injections de tuberculine *A* et a donné à chacune d'elles une réaction locale plus ou moins forte. L'état général s'est amélioré, l'appétit est bon, les sueurs ont complètement disparu; le poids a augmenté : 44 kg. 250.

Observation V

L..., 30 ans, 49 kilos, un frère mort de tuberculose pulmonaire. A eu une pleurésie il y a sept ans. Depuis a toujours eu un point de côté à gauche. Sueurs nocturnes profuses. Amaigrissement. Inappétence. A gauche, le sommet est submate et présente à l'auscultation quelques craquements. A droite, inspiration rude, expiration prolongée.

Cuti-réaction positive le 15 novembre 1911.

Sang prélevé le 9 décembre 1911.

Reçoit la tuberculine *A*.

Cette malade a toujours donné des réactions locales plus ou moins intenses, même avec des doses minimes répétées plusieurs fois. Son observation montre comment un défaut d'examen suffit à produire une réaction assez vive.

A_1, A_2, ne présentent rien de particulier, quelques réactions locales.

A_3, 1/4 de centimètre cube, le 20 janvier 1912. Rien.

A_3, 1/2 centimètre cube, le 23 janvier 1912. Réaction locale avec 37°3, 37°1.

A_3, 1 centimètre cube, le 25 janvier 1912. Réaction locale assez forte avec une température de 37°8, 37°7, 37°4. Cette température ne nous ayant été donnée qu'après avoir fait l'injection suivante, nous avons commis une faute de technique, puisque nous aurions dû injecter la dose en dessous, au lieu de la supérieure.

A_4, 1/4 de centimètre cube, le 1er février. 12 heures après l'injection, la température s'élève brusquement à 38°7; vingt-quatre heures après, 38°9; au bout de trente-six heures, elle était encore de 38°6; après quarante-huit heures, 37°6. En même temps, nous constations une réaction générale avec céphalée, nausées, vomissements, courbature générale, inappétence complète. L'auscultation révélait une réaction de foyer assez intense : submatité à gauche assez étendue, sous-crépitants fins dans la fosse sous et sus-épineuse gauche, léger souffle; cet état a persisté pendant deux jours, et tout était rentré dans l'ordre au bout de huit jours; nous avons naturellement supprimé tout traitement pendant 15 jours; reprenant alors de faibles doses et grâce à une observation plus attentive, nous n'avons plus eu aucun trouble jusqu'à la fin du traitement.

Nous avons tenu à relater cet accident pour bien prouver que beaucoup de réactions, que l'on impute à la tuberculine, pourraient être évitées si l'on s'entourait du maximum de précautions.

A la fin du traitement, c'est-à-dire après avoir reçu vingt-trois injections à doses croissantes, l'état général est assez bon, le poids est de 51 kilos 350 grammes. Les sueurs ont notablement diminué, mais n'ont pas disparu, l'appétit est excellent, la toux est moins fréquente, l'expectoration est presque tarie. Malade nettement amélioré.

Observation VI

D..., 35 ans, Poids : 46 kilos 250. En raison de l'état mental de ce malade, nous n'avons pu obtenir aucun renseignement sur ses antécédents.

A la percussion, submatité dans la fosse sus-épineuse droite, vibrations considérablement augmentées, craquements à droite, obscurité à gauche. Cuti-positive.

Sang prélevé le 2 novembre 1911.

Ce malade reçoit de la tuberculine *B*.

Ce qui est intéressant dans son observation, c'est que ce tuberculeux n'était pas tout à fait apyrétique, il présentait une température qui oscillait entre 37°3 et 37°5. Avec beaucoup de prudence, nous avons pu néanmoins injecter toutes nos solutions, nous n'avons eu qu'une seule élévation de température avec B_1, 37°9, douze heures après l'injection ; vingt-quatre heures après, 38°, nous constations en même temps une légère réaction de foyer nous avertissant que la dose optima était atteinte ou peut-être dépassée, il nous a suffi de renouveler deux fois la dose inférieure et d'espacer un peu l'intervalle entre chaque injection pour ne plus avoir aucune réaction. D'ailleurs, à la fin du traitement la température était revenue presque à la normale, 37°1 ; 37°3.

Poids : 46 kilos 400. Assez bon état général, les sueurs

ont complètement disparu. Les craquements sont extrêmement rares.

Observation VII

Le malade de cette observation est âgé de 33 ans, pèse 62 kilos, et son état général est bon. Il présente les signes d'une tuberculose tout à fait au début; père, une sœur morts bacillaires.

Ce malade a reçu de la tuberculine *B*. Il a présenté une hypersensibilité remarquable à cette tuberculine, puisque 1/2 centimètre cube de B_2 nous donnait déjà les signes précurseurs d'une réaction de foyer. Nous avons toujours maintenu cette dose, les signes d'auscultation se sont maintenus pendant près d'un mois, décelant une légère congestion d'un sommet. Chez ce malade, nous n'avons jamais pu dépasser B_3. Nous avons néanmoins pratiqué vingt injections, mais avec des faibles doses.

L'état général est bon. Poids 63 kilos, les signes stéthoscopiques ont disparu. Ce malade est très amélioré.

Sur neuf malades soumis à la tuberculine *C* nous avons obtenu au point de vue poids des résultats intéressants; trois ont grossi de 1 à 2 kilos, une de 2 kilos 700, une de 3 kilos 100, et enfin une sixième qui pesait 52 kilos, en pèse maintenant 56 kilos 250.

Voici d'ailleurs l'observation de cette dernière malade.

Observation VIII

B..., 25 ans. Père mort d'une pleurésie. Aucun antécédent personnel. Il y a huit mois a eu la fièvre typhoïde; au cours de cette maladie, elle a fait une broncho-pneumonie assez forte. Depuis lors elle a toujours toussé, par quintes. Sueurs nocturnes abondantes. Assez bon état général. La percussion révèle une légère submatité dans la fosse sous-épineuse gauche. A la palpation, exagération nette des vibrations thoraciques à gauche. A l'auscultation on trouve une inspiration rude au sommet gauche, presque râpeuse, aucun râle. A droite rien. Poids : 52 kilos 150.

Cette malade a reçu vingt-six injections de tuberculine *C* en cinq mois sans jamais présenter la moindre élévation de température, aucune réaction locale ni générale. Au cours du traitement, l'appétit de la malade était excellent, les sueurs ont complètement disparu; elle pèse actuellement 56 kilos 250 grammes.

Observation IX

A côté de ces résultats excellents, nous devons en citer un moins heureux, obtenu avec la tuberculine *C*, mais dont la faute réside dans un manque d'observation suffisante. Ce malade, en effet, présentait avant toute injection une température de 36°9 le matin et 37°5 le soir. Nous lui avons injecté 1/4 de centimètre cube de C_1, puis 1/2, puis 1 centimètre cube; nous n'observions qu'une très légère réaction locale, avec une température de 37°, 37°6, 37°1. Nous avons alors divisé C_2 en cinq injections et nous avons de cette façon évité toute réaction. Pour C_3, même précaution. Lorsque nous sommes arrivé à 1/2 centimètre cube de C_3, la température, qui était la veille de 37°, 37°5 37°2, est montée brusquement à 38°8, six heures seulement après l'injection, frissons, céphalée, courbature. Douze heures après l'injection, 38°9; vingt-quatre heures après, 38°7. On constatait alors à l'auscultation tous les signes d'un épanchement pleurétique remontant à quatre travers de doigts au-dessus de la base gauche. A droite, rien. Point de côté assez douloureux. En quatre jours, cet épanchement était complètement résorbé, sans qu'aucune ponction ait été faite. Tout traitement tuberculinique a été abandonné.

La cause de cet accident est due à l'état fébrile de notre malade, antérieurement au traitement; nous avions affaire en réalité à une tuberculose en évolution lente, présentant une poussée évolutive au moment où nous avons commencé nos injections.

Aucun des malades soumis à la tuberculine *D* n'a présenté la moindre réaction locale, générale ou de foyer. Nous devions noter également qu'au point de vue état géneral, l'amélioration est beaucoup moins nette qu'avec *A*, *B* et surtout *C*. L'augmentation des poids est peu appréciable. Toutefois, remarquons qu'en raison de l'absence de réactions, cette tuberculine est d'un emploi très facile.

Au point de vue clinique, il résulte donc que c'est la tuberculine *C* qui nous a donné les meilleurs résultats: *A* et *B* en ont donné également d'excellents; mais les réactions locales fréquentes et parfois intenses font que son emploi doit être très surveillé, nécessite beaucoup plus d'attention de la part du spécialiste et peut parfois rebuter le malade. Quant à *D*, ainsi que nous l'avons dit, nous n'avons pas remarqué de modifications appréciables subies par l'organisme sous son influence, l'évolution de la maladie a suivi son cours.

Seconde Partie

Modifications humorales sous l'influence du Triatement

Connaissant les effets cliniques et les résultats obtenus avec chaque tuberculine, nous nous sommes proposé de les vérifier et de les comparer par un procédé de laboratoire qui nous permettrait en même temps de nous assurer que l'organisme tout entier réagit sous l'influence de cette thérapeutique.

Nous savons, en effet, d'après l'hypothèse de Wassermann et Bruck tendant à expliquer le mode d'action de la tuberculine, que l'organisme fabriquerait sous son influence, une « antituberculine », plus habituellement appelée « anticorps »; ce serait là un de ses moyens de défense contre l'infection bacillaire; nous pourrions donc avoir dans l'apparition plus ou moins grande de ces anticorps, une mesure du pouvoir de défense de l'individu. Il semble bien également, d'après ces auteurs et les faits expérimentaux, que la tuberculine la plus apte à provoquer la production d'anticorps et à en accroître la quantité dans les humeurs du malade, soit celle à laquelle l'on devra donner la préférence pour le traitement.

CHAPITRE PREMIER

TECHNIQUE DE LA RÉACTION DE FIXATION

Nous avons recherché ces anticorps dans le sérum de tous nos tuberculeux au moyen de la réaction de Bordet-Gengou. Le principe fondamental de cette réaction dont la technique a subi de nombreuses modifications est le suivant : lorsque l'on met en présence un antigène et son a ticorps ou sensibilisatrice correspondant, l'alexine ou complément d'un sérum frais se fixe sur l'antigène; en effet, si l'on ajoute au mélange une sensibilisatrice spécifique (sérum hémolytique chauffé à 58° pendant une demi-heure) vis-à-vis de globules rouges déterminés, l'alexine n'étant plus libre, ne peut pas se fixer sur cette sensibilisatrice hémolytique, laquelle devient incapable d'hémolyser les hématies.

Nous passerons sous silence les nombreux travaux qui ont été faits jusqu'à ce jour sur la réaction de fixation dans la tuberculose et les techniques différentes adoptées par les auteurs. Nous indiquerons seulement la façon de préparer et de titrer les divers éléments nécessaires pour exécuter la réaction de fixation; cette méthode, spéciale à MM. Calmette et MASSOL, se trouve d'ailleurs décrite en détail dans la thèse de M. R. LETULLE.

I. **Globules rouges** (1). — On emploie généralement les globules de mouton. Le sang est recueilli dans un flacon stérilisé rempli au dixième de perles de verre; on l'agite ensuite jusqu'à ce que la fibrine soit séparée et que le sang surnageant soit absolument liquide. Ce sang défibriné est mis dans un tube de centrifugeur afin de laver les globules pour les débarrasser du sérum : on met environ 1/4 de sang et l'on ajoute 3/4 d'eau salée physiologique stérilisée à 8 gr. 5 de chlorure de sodium par litre. Les globules sont séparés par centrifugation, et l'on décante le liquide surnageant, en ne laissant au fond du tube que le culot de globules. Cette opération est recommencée trois fois. Après le troisième lavage et la troisième décantation, on ajoute de l'eau salée physiologique jusqu'au trait qui indique le niveau primitif du sang défibriné, afin de ramener la suspension des globules dans l'eau physiologique au même volume que le sang correspondant.

Puis on dilue les globules de moitié avec de l'eau salée physiologique. On emploiera pour la déviation du complément une goutte de cette dilution, soit 0 cmc. 05 donc 0 cmc. 025 de globules (quantité qui paraît être la plus favorable pour un volume de 3 centimètres cubes sous lequel sera faite l'hémolyse).

(1) *Technique de la réaction de fixation*, R. LETULLE, Thèse de Paris, 1912.

II. **Sérum hémolytique.** — Pour obtenir un sérum hémolytique (sensibilisatrice) spécifique vis-à-vis des globules rouges qui vont servir à l'expérience, on inocule aseptiquement, sous la peau d'un lapin, 1 centimètre cube de ces globules après les avoir lavés comme nous l'avons indiqué. Cette injection est recommencée tous les trois jours à trois reprises différentes. Cinq jours après la dernière injection, le sérum du lapin contient des hémolysines anti-mouton. Il est alors saigné. Lorsque le sang est coagulé, on décante le sérum; celui-ci est chauffé à 58° trois jours de suite pendant 1/2 heure pour détruire l'alexine et les germes qui pourraient être une cause d'altération.

Titrage du sérum hémolytique. — On le dilue au 1/100e dans l'eau salée physiologique. On met dans des tubes à essai 0 cmc. 1, 0 cmc. 2, etc., jusqu'à 1 centimètre cube ou plus, si c'est nécessaire. On complète tous les tubes au même volume (1 cmc., par exemple) avec de l'eau salée physiologique. On ajoute 1/10e de centimètre cube d'alexine fraîche de cobaye, une goutte de globules, et l'on complète tous les tubes à 3 centimètres cubes de l'eau salée, en ayant soin de faire tourner le tube entre les doigts, afin de bien en laver les parois. Enfin, on place à l'étuve à 37° pendant une heure.

Si l'hémolyse commence dans le tube contenant 0 cmc. 5 de sérum hémolytique, on dit que ce sérum hémolyse à 0 cmc. 005 en présence de 0 cmc. 1 d'alexine fraîche de cobaye.

III. Alexine. — Il faut toujours employer comme alexine du sérum frais de cobaye, mais on se rappellera que le pouvoir alexique est variable d'un cobaye à l'autre, le vieillissement a également une influence, il est donc indispensable de titrer les alexines avant de les employer.

Titrage de l'alexine. — On fait une dilution au 1/100 du sérum de cobaye avec de l'eau salée physiologique. On met dans des tubes à essai 0 cmc. 1, 0 cmc. 2, etc., 1 centimètre cube de cette alexine diluée, ou de plus fortes doses si celles-ci sont insuffisantes pour obtenir l'hémolyse. On complète tous les tubes au même volume avec de l'eau salée. On ajoute le sérum hémolytique inactivé, une goutte de sang, et l'on complète de nouveau chaque tube jusqu'à 3 centimètres cubes avec de l'eau salée. On porte une heure à l'étuve à 37°. La dose d'alexine restée libre (non fixée) est indiquée par le premier tube de la série où l'on constate l'hémolyse.

IV. Sérum du malade. — Le sang de nos malades a été obtenu par ventouses scarifiées d'un système spécial (1). Ces ventouses ont été bouillies dans l'eau salée physiologique, la peau a été lavée à l'alcool à 90°, puis au sérum. Nous avons ainsi prélevé 20 cmc. de sang à chaque malade, afin d'obtenir 5 centimètres cubes de sérum nécessaires à la recherche des anticorps. Nous avons saigné nos malades avant tout

(1) Mézie. — *Société de Biologie*, 7 janvier 1911.

traitement et quelques jours après la fin de la cure. Le sérum décanté au bout de vingt-quatre heures est alors chauffé à 56° pendant trente minutes pour détruire l'alexine.

V. **Antigènes.** — Les divers antigènes tuberculeux (tuberculines, extraits bacillaires, bacilles) et leur valeur respective ont été étudiés surtout par MM. Calmette et Massol. Ces auteurs ont divisé les sérums contenant les anticorps tuberculeux en deux groupes : 1° Les uns, uniquement sensibilisants, qui fixent leurs anticorps indistinctement sur l'antigène des bacilles soluble dans l'eau et sur l'antigène qui reste adhérent aux bacilles épuisés par l'eau distillée. 2° Les autres à la fois sensibilisants et inhibants qui ne fixent leurs anticorps que sur l'antigène insoluble dans l'eau, alors que leur inhibitrice peut être décelée au moyen de deux antigènes.

MM. Calmette et Massol ont établi cette classification en préparant deux antigènes à partir des bacilles tuberculeux : l'un (extrait bacillaire I) préparé par l'eau distillée, capable de fixer les anticorps contenus dans les sérums du premier groupe (sérums uniquement sensibilisants); l'autre (extrait bacillaire II) préparé par l'eau peptonée à 10/100, capable de fixer les anticorps contenus dans les sérums du premier groupe et aussi du second groupe (sérums sensibilisants et inhibants).

Détermination du pouvoir antigène des diverses tuberculines. — Voici la technique de

MM. Calmette et Massol qui peut s'appliquer à tous les antigènes. « La mesure de la valeur antigène d'une tuberculine peut s'effectuer de deux manières :

» 1° En variant la dose d'antigène et laissant toutes les autres conditions fixes ;

» 2° En prenant une dose fixe d'antigène, des doses variables d'alexine, et laissant toutes les autres conditions constantes. »

Méthode I. — « Prenons, par exemple, une série de dix tubes dans chacun desquels nous introduirons la même dose de sérum sensibilisateur (à anticorps) et des doses variables (telles que 0 cmc. 1, 0 cmc. 2, 0 cmc. 3, 1 cmc.) d'une dilution de tuberculine dont il s'agit de déterminer le pouvoir antigène. Dans chaque tube, nous ajoutons ensuite la même dose d'alexine de cobaye, par exemple 0 cmc. 05, soit dix doses minima, si 0 cmc. 005 de cette alexine représente la dose minima capable de provoquer l'hémolyse en présence d'une dose fixe de sérum hémolytique dont on doit faire usage. On complète partout à 2 cmc. avec de l'eau physiologique et on porte à l'étuve à 37° pendant un heure. Au bout de ce temps, on ajoute à chaque tube la même dose d'émulsion de globules lavés, de mouton par exemple, et 0 cmc. 1 de sérum hémolytique cheval anti-mouton (dont 0 cmc. 005 est la dose minima hémolytique en présence d'un excès d'alexine). On porte de nouveau à l'étuve à 37° et on lit les résultats après trente minutes d'abord, puis après dix-huit heures de séjour à la température du laboratoire.

» Si l'on constate qu'il n'y a pas d'hémolyse dans les tubes qui contiennent 0 cmc. 3 et plus de dilution de tuberculine, tandis que l'hémolyse est totale dans ceux qui n'en renferment que 0 cmc. 1 et 0 cmc. 2, on en conclut qu'à la dose 0 cmc. 3, la dilution d'antigène dont il s'agit fixe 0 cmc. 05 d'alexine, soit dix doses d'une alexine dont 0 cmc. 005 représente la dose minima capable de provoquer l'hémolyse en présence d'un excès de sérum hémolytique inactivé. »

Méthode II. — « Pour déterminer avec plus de précision la valeur de notre antigène, nous employons une dose unique de ce dernier, 0 cmc. 25 par exemple, déterminée par l'expérience précédente, et des doses variables d'alexine (0 cmc. 01, 0 cmc. 02, 0 cmc. 03.... 0 cmc. 06) en laissant toutes les autres conditions constantes. Des tubes témoins contiennent séparément l'antigène seul et la sensibilisatrice seule avec les mêmes doses d'alexine. Cette expérience détermine aussi exactement que l'on veut le nombre (N) de doses minima d'alexine que peut fixer le volume d'antigène employé (V). Pour comparer les divers antigènes, il suffit d'établir pour chacun d'eux les rapports N/V. Un antigène dont 0 cmc. 01 dévie dix doses d'alexine, a pour valeur 10/0,01 = 1.000.

1 centimètre cube de cet antigène est capable de dévier 1.000 unités d'alexine.

Un autre antigène dont 0 cmc. 02 fixe neuf doses

d'alexine a pour valeur 9/0,02 = 450. Ce dernier est 2, 22 fois plus faible que le précédent.

La valeur d'un antigène déterminée en présence d'un sérum et exprimée en unités d'alexine fixée, représente un nombre qui ne varie pas, pourvu que le système hémolytique (hématies lavées et hémolysine) reste constant, ce qui est d'ailleurs facile à obtenir. »

VI. Description de la réaction de fixation. — Nous donnerons également la technique de MM. Calmette et Massol qui permet de titrer les anticorps dans le sérum des malades au cours de la tuberculose, ou d'un traitement tuberculinique. On peut, grâce à cette technique, déceler les anticorps, dans les deux groupes de sérums (sérums à sensibilisatrices, sérums à sensibilisatrices inhibitrices), à condition de se servir comme antigène d'une émulsion de bacilles tuberculeux secs tués par la chaleur, ou d'extrait bacillaire peptoné.

Lorsqu'on a préparé et titré les différents éléments nécessaires à la réaction, la recherche des anticorps et leur détermination quantitative peut être calquée sur celle des antigènes. Pour les sérums de malades tuberculeux qui sont toujours assez pauvres en anticorps, par comparaison avec les sérums dit antituberculeux, la méthode II peut suffire à condition que les derniers tubes contenant les plus grandes quantités d'alexine soient hémolysés.

L'expérience comporte toujours trois séries de tubes :

1° Antigène+sérum à étudier (cinq tubes au moins);

2° Antigène seul (trois tubes);

3° Sérum seul (trois tubes).

On met dans tous les tubes des première et deuxième séries la même dose d'antigène qu'on a déterminée précédemment, et dans tous les tubes des première et troisième séries (0 cmc. 5 de sérum à étudier).

Puis chacune des séries reçoit des doses d'alexine allant en croissant depuis la dose minima (dose double de celle qui a été précisée auparavant dans le titrage de l'alexine), par exemple 0 cmc. 01, 0 cmc.02... 0 cmc. 05. On complète chaque tube à 2 centimètres cubes avec de l'eau salée physiologique. Le tout est mis à l'étude à 37° pendant une heure. Puis on ajoute dans chaque tube une goutte de globules de mouton lavés et préparés et 0 cmc. 1 d'un sérum hémolytique anti-mouton inactivé. On complète ensuite chaque tube à 3 centimètres cubes avec de l'eau salée, en lavant les parois du tube. On porte de nouveau à l'étuve à 37° et on note les résultats au bout d'une demi-heure, puis après dix-huit heures à la température du laboratoire.

L'alexine est déviée dans les tubes où l'on ne constate pas d'hémolyse. La réaction est positive (existence d'anticorps) si l'alexine déviée par le mélange antigène + sérum est supérieure à la somme des volumes d'alexine déviée par l'antigène et l'anticorps séparément (tubes séries II et III).

CHAPITRE II

MESURE DE LA TOXICITÉ DES TUBERCULINES

La tuberculine est un produit toxique capable d'amener des accidents dans certaines circonstances relatées précédemment. Cependant nous nous sommes demandé si toutes les tuberculines avaient la même toxicité; s'il en était autrement, il est de toute évidence que le spécialiste donnera son choix à celle qui offre le minimum de toxicité pour une efficacité égale.

On peut fixer le degré de toxicité d'une tuberculine de la façon suivante : un certain nombre de cobayes sont rendus tuberculeux en leur injectant sous la peau 1 milligr. de bacilles de KOCH. Au bout de six semaines on injecte à chacun de ces cobayes un centimètre cube des diverses solutions de la tuberculine dont on recherche le degré de toxicité. C'est la première solution capable de tuer un de ces animaux en douze heures qui représente la dose toxique mortelle pour le cobaye tuberculeux de six semaines.

Ces recherches ont été faites avec les quatre tuberculines dont nous nous sommes servi, et c'est précisément cette dose que nous avons choisie comme degré de concentration de notre dilution 7. Par conséquent nos quatre solutions 7 sont capables de tuer un cobaye tuberculeux en douze heures. Or, nous reportant à notre tableau indiquant les diverses dilutions, nous voyons que :

A₇ représente une solution au			1/10,
B₇	—	—	1/10,
C₇	—	—	2/3,
D₇	—	—	1/1.

Ceci revient à dire, en d'autres termes, qu'à efficacité égale, c'est la tuberculine *D* qui est la moins toxique, puis *C*, enfin *A* et *B*.

Quantité d'extrait sec contenu dans chaque tuberculine. — Il n'est certes pas sans importance de connaître également la quantité d'extrait sec que renferme chaque tuberculine. Nous avons fait cette recherche pour nos quatre tuberculines, nous indiquerons les résultats obtenus pour les solutions 7. Nous trouvons que :

A₇ renferme		18 milligr. 4 d'extrait sec,	
B₇		21 milligr. 6	—
C₇	—	4 milligr. 1	—
D₇	—	101 milligr.	—

C'est donc la tuberculine *C* qui renferme le moins d'extrait sec, c'est-à-dire de produits difficilement résorbables. La difficulté de résorption des tuberculines *A* et *B* peut tenir en partie à la quantité d'extrait sec, et aussi à des produits extra-bacillaires du milieu de culture concentré qui sont absents des tuberculines *C* et *D*. Connaissant la quantité d'extrait sec contenu dans les quatre solutions 7, il est alors facile de le calculer dans chaque volume injecté :

La solution A_1 au 1/10.000 contient 0 milligr. 0184 d'extrait sec.

La solution B_1 au 1/10.000 contient 0 milligr. 0216 d'extrait sec.

La solution C_1 au 1/1.500 contient 0 milligr. 0041 d'extrait sec.

La solution D_1 au 1/1.000 contient 0 milligr. 101 d'extrait sec.

TROISIÈME PARTIE

Recherches personnelles sur le pouvoir antigène de diverses tuberculines

Nous avons employé exactement la technique de MM. CALMETTE et MASSOL pour exécuter nos recherches concernant le pouvoir antigène de nos quatre tuberculines. Les résultats que nous allons indiquer se rapportent comme précédemment aux solutions 7 et sont calculées pour 1 centimètre cube.

Nous avons trouvé :

Solution A_7 = 25 unités antigènes.

Solution B_7 = 120 unités antigènes.

Solution C_7 = 833 unités antigènes.

Solution D_7 = 812,5 unités antigènes.

Il ressort de ces recherches que nos quatre tuberculines sont loin d'être équivalentes quant à leur valeur antigène : la tuberculine *C* vient ici en tête avec 833 unités antigènes, tandis que la tuberculine *A* n'en contient que vingt-cinq, c'est donc que le pouvoir antigène de la tuberculine *C* est environ trente-quatre fois plus grand que celui de la tuberculine *A*.

RECHERCHES PERSONNELLES SUR LES ANTICORPS

Il semble établi que plus les anticorps sont abondants dans le sérum d'un tuberculeux, plus celui-ci résiste à l'intoxication résultant des produits de sécrétion bacillaire. Ces anticorps seraient donc les témoins de la défense de l'individu, de la réaction des cellules contre la tuberculine secrétée par les bacilles dans les tissus envahis. Ces anticorps ne sont pas des « antituberculines », la tuberculine mélangée à un excès d'anticorps garde son aptitude à provoquer dans l'organisme tuberculeux des effets toxiques; c'est pour cette raison également que certains tuberculeux, bien que possédant un sérum riche en anticorps, ont des lésions qui continuent à évoluer. Cependant il faudrait bien se garder de conclure que les anticorps sont négligeables et qu'il est inutile de chercher à en provoquer l'apparition ou à en accroître la quantité. L'on remarque en effet, grâce à la réaction de BORDET-GENGOU, que le tuberculeux en bon état a un sérum riche en anticorps, et que du moment que leur quantité baisse, la maladie fait des progrès; chez les sujets avancés, ils ont complètement disparu; l'on pourrait peut-être même trouver là un moyen de diagnostic, de contrôle et de pronostic pour la clinique.

Or, chez les malades traités par la tuberculine, la réaction de Bordet-Gengou montre que la quantité d'anticorps s'accroît en général, surtout chez ceux qui sont peu avancés; en même temps que l'on constate une amélioration de l'état général, on trouve souvent également une augmentation correspondante des anticorps; c'est qu'alors la tuberculine devient un antigène actif qui produit en plus ou moins grande quantité des anticorps. La tuberculinothérapie est donc bien un puissant adjuvant dans la lutte et la défense de l'organisme contre les poisons sécrétés par le bacille de Koch.

Nous nous sommes alors demandé si au point de vue production d'anticorps, les quatre tuberculines dont nous nous sommes servi avaient la même valeur; il ressortirait en effet de ce que nous avons dit précédemment et en tenant compte du degré de toxicité spéciale, que ce serait celle qui produirait le plus d'anticorps qui serait la plus efficace.

Nous avons dans ce but saigné nos malades de chaque série avant et après le traitement, lorsque chacun d'eux avait reçu aussi exactement que possible la même quantité de tuberculine. Avec chaque sérum recueilli aseptiquement, nous avons titré sa richesse en anticorps. Les résultats que nous avons obtenus se trouvent consignés dans le tableau ci-après, que nous empruntons aux *Comptes Rendus de la Société de Biologie* du 13 juillet 1912 (1).

(1) « Recherche et dosage des sensibilisatrices tuberculeuses ou anticorps, au cours de la tuberculinothérapie par diverses tuberculines », par MM. Calmette, Massol et Mézie.

PRODUIT INJECTÉ	NUMÉROS DES MALADES	PÉRIODES D'APRÈS TURBAN	ANTICORPS DOSÉS PAR L'EXTRAIT — BACILLAIRE AQUEUX — Avant traitement	BACILLAIRE AQUEUX — Après traitement	BACILLAIRE AQUEUX — Augmentation	PEPTONÉ — Avant traitement	PEPTONÉ — Après traitement	PEPTONÉ — Augmentation
A . . .	1	3	0	10	10	15	100	85
	2	2	25	50	25	30	150	200
	3	2	0	0	0	5	15	10
	4	2	5	10	5	15	50	35
	5	2	5	5	0	10	25	15
	6	2	5	25	20	10	50	40
	7	3	20	50	30	15	150	135
	8	3	15	50	35	20	100	80
B . . .	9	2	0	0	0	0	5	5
	10	2	0	15	15	15	33	18
	11	1	0	5	5	15	20	5
	12	2	0	10	10	10	33	23
	13	3	5	33	28	10	50	40
C . . .	14	1	0	150	150	5	333	328
	15	3	0	75	70	15	200	185
	16	3	33	225	192	33	500	467
	17	1	5	33	28	15	100	85
	18	2	50	100	50	100	333	233
	19	1	0	150	150	5	333	328
	20	3	5	25	20	5	100	95
	21	3	0	50	50	0	100	100
D . . .	22	2	0	0	0	5	20	15
	23	1	0	0	0	5	20	15
	24	2	5	25	20	10	75	65
	25	2	15	0	—15	15	50	35
	26	2	5	10	5	10	75	65
	27	3	5	0	— 5	5	5	0
	28	3	0	50	50	5	250	245

Nous voyons d'après ce tableau qu'avant le traitement la plupart des sérums étaient assez pauvres en anticorps. Sous l'influence du traitement tous ont augmenté dans des proportions variables. Ceux des malades ayant reçu la tuberculine *C* sont devenus extrêmement riches, puisque nous trouvons des augmentations de 467, de 328, de 233; six sur huit sont passés au-dessus de 100. Ce résultat tout à fait net et caractéristique suffirait à faire donner nos faveurs à la tuberculine *C*.

Mais si l'on se rapporte également aux résultats cliniques, nous voyons que c'est cette même tuberculine qui nous a donné les meilleurs résultats.

Si l'on ajoute enfin sa faible toxicité et son très grand pouvoir antigène, nous pourrons dire que c'est bien elle qui répond le mieux aux desiderata de la tuberculinothérapie : savoir minimum de toxicité pour maximum d'efficacité.

Si l'on jette un coup d'œil sur l'augmentation en anticorps provoquée par les autres tuberculines, nous voyons qu'elle est beaucoup plus faible. C'est la tuberculine *A* qui viendrait après, au point de vue production d'anticorps, bien que possédant une valeur antigène six fois plus faible que *B*. Il faut dire, ainsi que nous l'avons remarqué dans la partie clinique, que cette dernière tuberculine était moins bien tolérée, et par conséquent la progression des doses a été beaucoup plus lente, parfois entravée par une réaction.

Quant aux tuberculeux ayant reçu de la tuberculine *D*, nous voyons que leurs sérums ont subi une augmentation presque analogue à ceux traités par *A*. Or si l'on se souvient que son pouvoir antigène est très élevé, que sa toxicité est assez faible, ce serait elle, dans l'ordre d'idées que nous avons suivi, quant à la valeur thérapeutique de nos quatre tuberculines, qui viendrait après la tuberculine *C*.

En résumé, le produit *C*, qui possède à toxicité égale le plus grand pouvoir antigène et la plus petite quantité d'extrait sec, favorise au plus haut point la production des anticorps, tout en étant d'un emploi plus facile. Les tuberculines *D*, puis *A* et *B* viennent ensuite.

CONCLUSIONS

La tuberculine dont on redoutait l'emploi il y a quelques années encore, tend à se faire une place des plus importantes dans la thérapeutique de la tuberculose.

C'est qu'en effet la tuberculinothérapie repose maintenant sur des bases stables : nous connaissons ce que l'on pourrait appeler sa posologie; l'expérience nous a mis en garde contre cette hypersensibilité des tuberculeux à la tuberculine qui avait été cause de tant d'insuccès ou d'accidents; les indications et contre-indications de la cure sont maintenant nettement établies; la technique est en réalité assez simple, les résultats obtenus sont très satisfaisants et encourageants tant au point de vue clinique que pour le laboratoire. Nous pouvons donc dire que la tuberculinothérapie est à l'heure actuelle non seulement un excellent adjuvant, mais constitue un traitement spécifique véritablement actif de la tuberculose pulmonaire.

Cependant en raison de la longue durée du traitement, des précautions multiples dont il faut s'entourer, de l'observation fréquente de son malade, du repos relatif que celui-ci doit observer, de la surveillance attentive que l'on doit exercer, et des règles d'hygiène à observer, la tuberculinothérapie ne peut entrer dans la pratique journalière.

En outre ce mode de traitement exige une grande expérience, une extrême prudence, une observation minutieuse et presque continue de son malade, par conséquent, il ne peut être pratiqué que par un spécialiste bien averti et disposant de tout le temps nécessaire pour surveiller les effets de son traitement.

Pour réussir, il faut que le malade sache bien que les effets ne seront pas immédiats, que le traitement est long; il faut en outre qu'il ait grande confiance en son médecin, se laisse diriger, observe toutes les prescriptions, définisse toutes ses sensations, ne se laisse pas décourager par une petite réaction et surtout n'abandonne pas trop hâtivement le traitement sous prétexte qu'il se sent mieux ou tout à fait rétabli.

Au point de vue clinique, la tuberculinothérapie donne des résultats d'autant meilleurs que la maladie est prise plus au début.

Les premiers symptômes d'action favorable sont le relèvement de l'état général : appétit, poids, aspect extérieur. Bientôt s'adjoignent les symptômes d'une amélioration locale : cessation ou diminution de la toux, suppression des sueurs profuses, disparition des râles, diminution de la matité.

Une condition indispensable du traitement est le repos, le malade ne pourra continuer ses occupations, surtout au début de la cure.

Une nourriture variée et suffisante devra être offerte au malade en cours de traitement, afin de stimuler ou de satisfaire son appétit renaissant.

Les règles d'hygiène seront naturellement observées avec rigueur.

Le poids du malade sera pris tous les huit ou quinze jours; son augmentation, si lente soit-elle, sera d'un grand encouragement pour le malade et lui donnera confiance.

La température doit être prise avec le plus grand soin, c'est elle qui règle la progression des doses à injecter.

Aucun symptôme signalé par le malade ne doit être négligé, car il peut être un indice d'une réaction proche.

La cure idéale est celle qui ne donne jamais de réaction et se maintient à la dose véritablement active, à la dose optima.

Au point de vue clinique, des quatre tuberculines que nous avons employées, c'est la tuberculine *C*, c'est-à-dire l'extrait bacillaire aqueux, qui nous a donné les meilleurs résultats pendant les six mois de cure que nous avons fait suivre à nos tuberculeux : augmentation notable du poids et de l'appétit, relèvement de l'état général, suppression des sueurs, diminution de l'expectoration, disparition ou diminution de la toux, de la submatité et parfois des râles. Il est nécessaire d'ajouter que la plupart de nos malades étaient jeunes, et d'un état général assez bon antérieurement. Les quelques réactions observées ont été toujours faibles; le maniement de cette tuberculine est facile, ne provoque aucune douleur; elle est très bien supportée par le malade.

La tuberculine *A* nous a également donné de bons résultats cliniques; seulement nous lui reprocherons le grand nombre de réactions locales douloureuses et la rapidité avec laquelle elle peut donner des réactions générales ou de foyer. La progression des doses doit être extrêmement lente : 1/20, 1/10, 1/5, 1/4, 1/3, 1/2 1 centimètre cube, par conséquent sept ou huit doses de chaque dilution doivent être injectées; or si l'on se sert de sept dilutions, par exemple, et que l'on fasse chaque injection tous les trois jours au début, tous les cinq ou huit jours à la fin du traitement, on voit le temps énorme et le nombre de piqûres qu'il faudra faire à son malade, avant d'obtenir un résultat appréciable.

Nous ferons le même reproche à la tuberculine *B*, dont la préparation est d'ailleurs à peu près la même.

Quant à la tuberculine *D*, extrait bacillaire peptoné, nous n'avons jamais observé de résultat clinique appréciable; si elle ne donne pas de réactions, elle ne nous a pas semblé jouer un rôle bien actif ni efficace au point de vue traitement. Cette tuberculine contient deux fois moins d'antigène soluble que *C*, peut-être faut-il voir là la cause de l'infériorité dans les résultats cliniques. Il résulte de l'examen comparatif de chaque sérum avant et après le traitement que ce sont également ceux des tuberculeux ayant reçu la tuberculine *C*, qui renferment la plus grande quantité d'anticorps; elle produit l'apparition de ceux-ci en grand nombre; c'est à elle par conséquent, si l'on accepte l'hypothèse de Wassermann et l'interprétation qu'en donne M. Calmette, que doivent aller les préférences du clinicien ou du spécialiste, puisque c'est elle qui contribue le plus à augmenter le pouvoir de défense de l'organisme vis-à-vis de l'infection tuberculeuse. Viennent ensuite au point de vue production d'anticorps la tuberculine *D*, puis *A*, et enfin *B*.

Le degré de toxicité de chaque tuberculine ayant été évalué comme nous l'avons indiqué, il résulte que c'est la tuberculine *C* qui est la moins toxique par rapport à la quantité d'unités antigènes injectées.

Si l'on ajoute enfin que c'est elle qui renferme le moins d'extrait sec (4 milligr. 1 alors que *A* en renferme 18 milligr. 4), nous voyons que toutes les préférences doivent aller à la tuberculine *C*, c'est-à-dire à l'extrait bacillaire aqueux; c'est elle, en effet, dont la fonction toxique pour le sujet tuberculeux est la plus réduite, et dont la fonction antigène est au contraire la mieux accusée.

BIBLIOGRAPHIE

Arloing. — Les médications spécifiques antituberculeuses (*Progrès Méd.*, 11 mai 1912).

Béraneck. — Sur les tuberculines (*C. R. de l'Acad. des Sciences*, t. CXXXVII, n° 21, 23 novembre 1903).

Béraneck. — Une nouvelle tuberculine (*Revue médicale de la Suisse Romande*, 20 octobre 1905).

Béraneck. — Congrès international de la tuberculose, Paris, 1909.

Bezançon. — *Précis de Microbiologie.*

Bezançon et Philibert. — Revue critique des nouveaux moyens de diagnostic pratique de la tub. (*Journal méd. franç.*, 7 janv. 1910).

Bordet et Gengou. — Sur l'existence de substances sensibilisatrices dans la plupart des sérums antimicrobiens (*Annales de l'Inst. Past.*), mai 1901.

Borrell. — *Société de Biologie*, 7 av. 1909.

Cailliau. — Tuberculose et tuberculine (*Gaz. des Hôpit.*, 1901, p. 1195).

A. Calmette, L. Massol, M. Breton. — *Société de Biologie*, 19 décembre 1908, t. LXV, p. 618.

A. Calmette. — *Académie des Sciences*, 17 juin 1907.

A. Calmette et Massol. — *C. R. Soc. de Biologie*, 13 nov. 1909.

A. Calmette. — L'immunisation artificielle active contre la tub. par les vaccins antituberculeux (*Bulletin de l'Institut Pasteur*, t. IX, 30 sept. 1911).

A. Calmette et Massol. — Sur la fonction antigène des tuberculines (*C. R. Acad. des Sc.*, 14 août 1911).

A. Calmette et Massol. — *Société de Biologie*, 6 janv. 1911, p. 15 et 16.

A. Calmette et Massol. — *Société de Biologie*, t. LXXII, p. 15, 6 janv. 1912.

A. Calmette. — Quelques aperçus nouveaux sur la question de la vaccinat. contre la tub. (*Presse Médicale*, n° 15, 21 février 1912).

A. Calmette. — Les sérums antituberculeux (*Bull. de l'Institut Pasteur*, t. X, 15 mars 1912).

A. Calmette. — La thérapeutique spécifique active de la tuberculose (Congrès de Rome, 14 et 21 avril 1912).

Cevey. — *Les tuberculines et le traité spécifique de la tub.*, 1909, Paris, Maloine.

Cevey. — *C. R. de la Société vaudaise de médecine*, 2 déc. 1903, 17 juin 1906.

Cevey. — *C. R. de la Société des Sciences medic. et nat. de Bruxelles*, 3 mai 1909.

Cevey. — *C. R. de la Société d'ét. sc. de la tub.*, 11 juillet 1907.

Denys. — Sur le traitement de la tub. par une nouvelle tuberculine (*Congrès pour l'étude de la tub.*, Paris, 1898).

Gärtner. — *Société império royale des méd. de Vienne*, novembre 1890.

Klebs. — *Münch. méd. Woch.*, 1909, n° 49, 1901, n° 4.

Fallot. — Le probl. actuel de la tuberculine dans la thérap. de la t. p. (*Thèse Paris*, 1910).

Guinard. — *Revue de la tuberculose*, p. 150 et 289, 1902.

Gouraud et Krautz. — Valeur thérapeutique des tuberculines (*Revue de la tub.*, n° 3, juin 1909; n° 4, août 1909).

R. Letulle. — Etude des réactions humor. dans le diagn. et la thérapeutique de l'infection pulmonaire (*Thèse, Paris*, 1912).

Ludke. — *Münch. Med. Woch.*, 1908, n° 15, 16 et 27.

Mantoux. — *Acad. des Sc.*, 10 août 1908.

MANTOUX.— *Soc. de Biol.*, 24 octobre et 4 décembre 1909.

MOELLER, LŒWENSTEIN, OSTRAWSKY. — *Congr. Int. de la tub.*, Paris, 1905.

MARAGLIANO. — Extrait aqueux des bacilles de la tub. (*Soc. de Biol.*, 22 janvier 1898, p. 91 des C. R.).

MARAGLIANO. — *Deutsche méd. Woch.*, 1906, n° 12.

NICOLLE et ABT. — Conception générale des anticorps et leurs effets.

LESNÉ et DREYFUS. — *Société de Biologie*, 13 mars 1909.

MILHIT. — Le diag. de la tub. (*Revue d'ét. sc. de la t. p.*, juin 1910).

MILHIT. — Le médecin Praticien. Valeur thérapeutique des tuberculines (*Congrès Int. de Washington*, 21 sept., 12 octobre 1908).

MILHIT. — *Lyon médical*, 30 janv. 1910.

GOURAUD et KRAUTZ. — Val. thérap. des tuberculines (*Revue de la tub.*, n° 3, juin 1909; n° 4, août 1909).

NATTAN-LARRIER. — Diag. de la tub. par les procédés nouveaux de laborat. (*L'œuvre médico-chirurg.*, 12 oct. 1905).

PANISSET. — Etude sur les caractères gén. et les prop. chim. et physiol. de la tuberculine (*Biologie médicale*, mai 1909).

RÉNON. — *Bulletin médicale*, 1909, p. 539.

RÉNON. — *Bulletin médical*, 1909, p. 309.

RÉNON. — *Journal médical français*, 15 janv. 1910.

RÉNON. — Les indicat. de la tuberculine dans la phtinothérapie (*Bullet. mensuel de la Soc. d'ét. sc. de la tub.*, n° 3, 45, 49, 1909).

RÉNON. — Étude critique de l'emploi de la tuberculine (*Acad. de médecine*, 8 juin 1909).

RÉNON. — *Traitement scientif. pratique de la t. p.*, 1911.

SAHLI. — Le traitement de la tub. par la tuberculine (*Mithridatisme antitubereul.*, traduit de l'allemand par GUDER et PALLARD, Paris, 1910).

Spengler. — *Zeitschrift für Hygiène*, t. 26, 1897.

Spengler. — *Tribune médicale*. Technique du traitement par la tuberculine.

Spengler. — *Bulletin médical*, 1909, p. 930. La sous-cuti-réaction locale comme mesure de doses thérapeutiques de tuberculine.

Spengler. — *Presse médicale*. L'action de la tuberculine chez les tubercul., 10 sept. 1904.

Tulmette. — Les tuberculines et la mesure de leur activité (*6e Cong. Int. de Washington*, 7 octobre 1908).

Von Pirquet. — *Soc. méd. de Berlin*, 8 mai 1907, et *Deutsche méd. Wochensc.*, 23-30 mai 1907).

Von Pirquet. — *Cong. Internat. de Washington*, 1908.

Wassermann et Bruck. — *Berl. Klin. Woch.*, 1906, n° 43.

TABLE DES MATIÈRES

Lille. — Imp. Le Bigot Frères, 25, rue Nicolas-Leblanc.

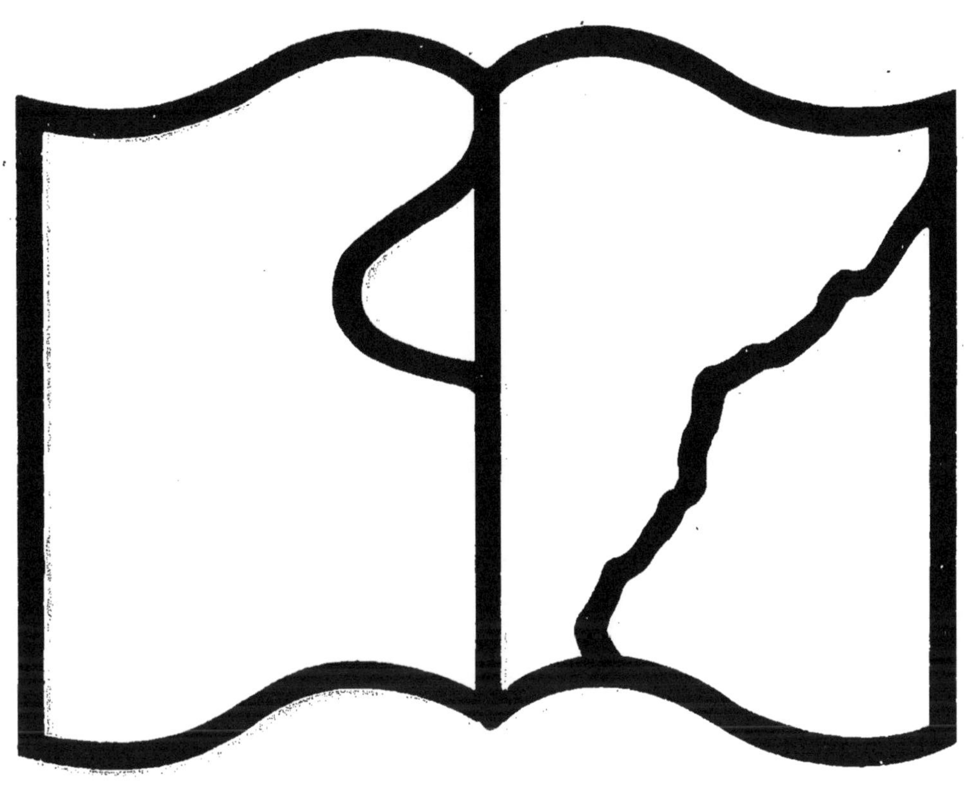

Texte détérioré — reliure défectueuse

NF Z 43-120-11

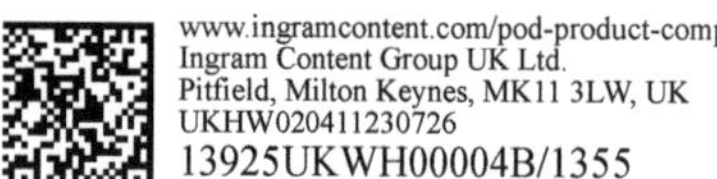
www.ingramcontent.com/pod-product-compliance
Ingram Content Group UK Ltd.
Pitfield, Milton Keynes, MK11 3LW, UK
UKHW020411230726
13925UKWH00004B/1355

9 782013 548410